JN117269

CONTENTS [目次]

生殖医療を応援する企業 ⑩⑥

不妊治療情報センター（www.funin・info）
ART会員施設の紹介 ⑪⑥

体外受精実施施設全国リスト ⑬④

は じ め に

　世界で初めて体外受精によって赤ちゃんが生まれたのは、今から40年以上前のことです。その後、体外受精の医療技術は上がり、新しい良い薬剤や機器類もでき、毎年多くの夫婦が体外受精に臨んで、多くの赤ちゃんが誕生しています。

　体外受精に関する成績などについては、日本産科婦人科学会に登録のある各ART登録施設が報告し、その結果を毎年発表しています。2021年9月の発表によると、2019年に体外受精によって生まれた子は約60,000人で、その年に生まれた赤ちゃんの14人に1人の割合になることがわかりました。2019年からは日本全体の年間出生数は90万人を割り込み、体外受精をはじめ不妊治療による出生数増加の期待が高まっていることや、社会の注目度も高くなってきています。そのような背景からも不妊治療・体外受精の保険適応化が進められているのでしょう。

　体外受精は、医療者の高い技術と豊富な知識、夫婦の理解と納得、そして双方の高い倫理観を要します。なぜなら、生まれてくる子の人生がかかっているからです。

　体外受精が安全で、安心できる治療であることは、体外受精によって生まれてくる子どもの明るい未来へとつながることだと考えています。

体外受精（生殖医療）で大事なこと

　体外受精が行われるときには、6つの大切なことがあります。

① 夫婦の卵子と精子、そして胚であること

② 医療者の説明によって、患者が治療に対して理解し、納得できていること
　（インフォームドコンセント）

③ 十分な医療設備が整っていること

④ 豊富な知識を持つスタッフが揃っていること

⑤ 熟練した高い技術があること

⑥ 患者さんそれぞれに合った的確な治療が提供できること。

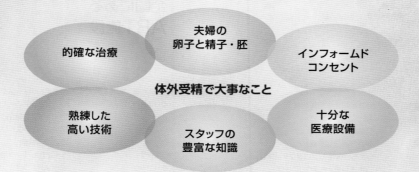

　また、それぞれ具体的なことをあげれば、さらに細かなことがあるでしょう。それらについては治療施設ごとそれぞれの治療方針によって違いもあることと思います。

　しかし、この6つの大切なことが万全であっても、体外受精による妊娠は卵子と精子、胚の力によって左右されます。体外受精を受ける夫婦が、妊娠や出産、不妊の原因など、体外受精に関わる知識を持ち、現状をよく理解して治療に臨むことが大切です。

体外受精の現状

アンケート調査で回答のあった125施設分を集計した結果発表です。調査内容は、右に示したように体外受精の治療を始めるときから採卵に向けての治療方法、採卵時のことや培養室、胚や胚移植のことから妊娠判定まで、実施状況を詳しく報告しています。これらが一通りわかれば、体外受精のことがより詳しく理解できるでしょう。ぜひ、体外受精を受けるときの参考として、また、よりよい治療を受けるための参考としてご覧下さい。

アンケート
回答
125件

全国にある
ART施設
600件

回答施設一覧 (到着順)

中野レディースクリニック	山形済生病院	トヨタ記念病院 生殖医療・産婦人科	海老名レディースクリニック
名古屋大学医学部附属病院	日本医科大学付属病院	可世木レディースクリニック	みのうらレディースクリニック
アモルクリニック	岡山二人クリニック	虎の門病院	アイブイエフ詠田クリニック
手稲渓仁会病院	兵庫医科大学病院	レディースクリニック taya	薬袋レディースクリニック
帝京大学医学部附属病院	伊井産婦人科病院	吉澤産婦人科医院	岡山大学病院
いながきレディースクリニック	うえむら病院 リプロダクティブセンター	山口レディスクリニック	メディカルパーク横浜
森産婦人科病院	六本木レディースクリニック	中西ウィメンズクリニック	仙台 ART クリニック
松田ウイメンズクリニック	徳山中央病院	en 婦人科クリニック	川越医院
リプロダクション浮田クリニック	佐久平エンゼルクリニック	メディカルキューブ平井外科産婦人科	日本大学医学部附属板橋病院
小牧市民病院	Natural ART Clinic 日本橋	福田病院	岩端医院
山口大学	東京女子医科大学病院	新橋夢クリニック	中山産婦人科
札幌厚生病院	城山公園すずきクリニック	大宮レディスクリニック	レディースクリニック北浜
大阪医科薬科大学病院	いわき婦人科	国立成育医療研究センター病院	聖マリアンナ医科大学 生殖医療センター
レディスクリニックコスモス	育良クリニック 生殖医療科	日吉台レディースクリニック	絹谷産婦人科
三橋仁美レディースクリニック	三軒茶屋ウィメンズクリニック	CM ポートクリニック	東邦大学医療センター大森病院
ロイヤルベルクリニック	空の森クリニック	リプロダクションクリニック大阪	ときわ台レディースクリニック
かぬき岩端医院	クリニック ドゥ ランジュ	篠ノ井総合病院	ウィメンズクリニックふじみ野
国分寺ウーマンズクリニック	春木レディースクリニック	中原クリニック	ウイメンズ・クリニック大泉学園
峯レディースクリニック	神田ウィメンズクリニック	醍醐渡辺クリニック	うつのみやレディースクリニック
渡辺産婦人科	おおくま産婦人科	竹林ウィメンズクリニック	奥村レディースクリニック
高木病院	神戸アドベンチスト病院	永井マザーズホスピタル	三宅医院 生殖医療センター
オーク住吉産婦人科	薫愛レディースクリニック	銀座レディースクリニック	西川婦人科内科クリニック
ミューズレディスクリニック	よつばウィメンズクリニック	髙橋産婦人科	すこやかレディースクリニック
ダイヤビルレディースクリニック	福岡山王病院	津田沼 IVF クリニック	山下レディースクリニック
福田ウイメンズクリニック	五の橋レディースクリニック	リプロダクションクリニック東京	ふたばクリニック
後藤レディースクリニック	秋田大学医学部附属病院	鈴木レディスホスピタル	山王病院
古賀総合病院	エフ . クリニック	静岡レディースクリニック	熊本大学病院

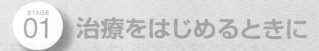

MENU

高橋ウイメンズクリニック
瀬戸病院
札幌医科大学病院
自治医科大学附属病院 生殖医学センター
麻布モンテアールレディースクリニック
クリニックママ
国際医療福祉大学病院
オーク住吉産婦人科
岩手医科大学附属病院 内丸メディカルセンター
徐クリニック
馬車道レディスクリニック
杏林大学医学部付属病院
日浅レディースクリニック
さっぽろ ART クリニック n24
札幌白石産科婦人科病院
横田マタニティーホスピタル
おち夢クリニック名古屋

アンケートにご協力いただいた体外受精実施
各位に心から御礼申し上げます。

●アンケートに回答していただく期間は、2020 年 1 月 1 日～ 12 月 31 日の診療に
よるものとしました。開院時期によっては、期間指定をしている治療施設や質問に対し
無回答項目がある治療施設などがあるため、それぞれのグラフに回答数を表示しました。

治療をはじめるときに

体外受精の治療をはじめるときに、説明は十分に行われているのでしょうか？
そして、体外受精となる原因にはどのようなことが多いのでしょう？
夫婦ともに多いのか？ 女性側の原因が多いのか？ そして男性側の原因は？
それらを調査結果から見ていきましょう。

1 体外受精の説明は十分にできているのでしょうか？

　体外受精に関する説明は、約80％で良くできていると回答しています。説明の方法として、最近では多くの治療施設で説明会などが行われていることから、その実施状況も聞きました。説明会を行っていると回答したのは約70％で、開催方法は会場での集団説明会が多くありましたが、2021年の今は、コロナ禍でもあり、YouTubeなどのツールでのWEB配信やZoomなどの利用も増えていることがわかりました。そのほかでは、資料やDVD（説明会を撮影）の提供もあるようです。

　オンライン、またはオフラインでも自宅で説明会が受けられることで、会場へ行く時間を省けること、また会場には行きたくないという男性にとっても参加しやすいというメリットがあるでしょう。

　対象者は、通院患者に限定しているところが半数以上になりますが、初診説明会を兼ねている場合もあることから通院していなくても参加が可能だとする治療施設も少なくありません。

　説明会では、体外受精に関する治療方法やスケジュール、注意点、医療費など、体外受精を受ける夫婦が共通して持っているべき基本的なことを一通り説明します。実際の治療周期をはじめるときには、自分たち夫婦にあった治療を選択、決定する際にこの基本的な情報が重要になってきます。より自分たち夫婦にあった体外受精を受けるためには、いくつかの説明会に参加することも大切です。参加費は80％以上が無料で開催していますので、ぜひ、複数の説明会に参加してみてください。

　診療や説明会で大切にしていることは、わかりやすいこと、情報不足による不安を軽減すること、また体外受精のメリットだけでなくデメリットも説明することなどがあげられています。では、患者はどうか？ というと、理解度に差があること、また不確かな情報を持ち過ぎていることなどが気になることとしてあげられています。

2 体外受精となる要因は何でしょう？

　体外受精を行う原因として、一般不妊治療で結果が出ないことが31％と多く、次に女性側の原因、夫婦共に原因がある、男性側の原因と続きます。夫婦共に、については男女の両方に原因があるわけですから、男性に原因があるケースは決して少なくはありません。では、男女それぞれの原因について見ていくと女性は、年齢に関してが45％と最も多く、続いて「排卵に関して」と「卵管に関して」の23％でした。

　男性は、「造精機能に関して」が7割を占め、続いて「性交障害」の18％、「精路通過に関して」の9％と続きます。染色体異常については構造異常が含まれ、偶発的に起こる数的異常とは別の問題となります。構造異常は男女ともにありうることですが、不妊原因よりも流産、習慣流産の要因となることで知られています。

1 説明の状況

回答数グラフ中表記

説明状況の自己評価
回答数 123 件

51% 良い	30% まあまあ良い	19% 普通

勉強会やセミナーなどの説明会

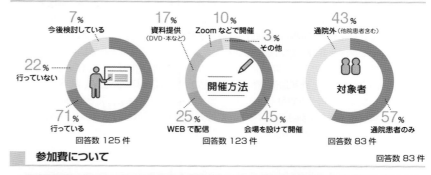

7% 今後検討している
22% 行っていない
71% 行っている
回答数 125 件

開催方法
17% 資料提供（DVD・本など）
10% Zoom などで開催
3% その他
25% WEB で配信
45% 会場を設けて開催
回答数 123 件

対象者
43% 通院外（他院患者含む）
57% 通院患者のみ
回答数 83 件

参加費について
回答数 83 件

無料 83%	有料 17%

説明で大切にしていることと気になっていること

診療や説明会で大切にしていること	患者さんへの説明で気になっていること
● わかりやすい説明（複数） ● できるだけコストをかけない治療方針の説明 ● 個々の状態に合わせた治療（複数） ● 患者さんに最適な方法を考えて提案し、不安や疑問を解いて治療に取り組んでいただくこと（複数） ● わからない状態のままで、ART 治療を受けていただくことで疑問や悩みに丁寧に対応すること ● 納得して治療を受けていただくために疑問や悩みに丁寧に対応すること ● 夫婦の両方に診療を受けていただくこと、話し合いの中で患者さんご夫婦に方針を決定していただくこと ● 女性の年齢が成績に影響すること（複数） ● 治療の流れや論理面への配慮などを具体的に説明し、不安への軽減を計ること ● スケジュールや費用をできるだけ分かりやすく伝えること ● 治療方針や正しい不妊治療に対する知識をつけてもらう ● 患者さん知識、背景は様々なので質問を受けやすい体制を整えている ● 「体外受精をするための施設」ではなく、患者を1人の人間として不妊も含め、きちんと診療すること	● 長所のみでなく短所を説明し、患者さんの理解を得るのに時間を要してしまう（複数） ● 患者さんの理解度に差があること（複数） ● 丁寧に説明しようとすると内容が専門的になったり時間を要する（複数） ● 不正確な情報を患者さんが持ち過ぎていること ● 夫婦参加の説明会を進めているが、ご主人がこられない（聞けない）ケースがある ● 集団での説明会なので、個別の症例への対応が不十分である ● 仕事をしている方が職場での理解を得られるかどうか ● コロナ禍のため、Web になり、説明への理解不足が増えた（複数） ● 患者さんが過剰な期待をすること ● インターネットや雑誌の情報、サプリメントなどについて質問されること、学術的根拠のない質問には答えづらい ● 「はい、分かりました」と言っていても、実際はできていなかったり、理解していない時があるのでその見極めが難しい ● 外国籍の方への説明が不十分になっていないか ● 時間が限られている

2 体外受精となる要因

回答数グラフ中表記

どのような原因で体外受精になるのか

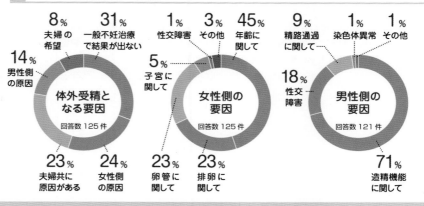

体外受精となる要因
8% 夫婦の希望
31% 一般不妊治療で結果が出ない
14% 男性側の原因
23% 夫婦共に原因がある
24% 女性側の原因
回答数 125 件

女性側の要因
1% 性交障害
3% その他
45% 年齢に関して
5% 子宮に関して
23% 卵管に関して
23% 排卵に関して
回答数 125 件

男性側の要因
9% 精路通過に関して
1% 染色体異常
1% その他
18% 性交障害
71% 造精機能に関して
回答数 121 件

③ 患者が飲用している
サプリメントなどについて

　サプリメントについては、妊活期に必要とされる栄養素を手軽に摂取できることから、治療施設での扱いや推奨も増えているようです。しかし、サプリメントのなかにはホルモン様作用をうたうものもあり、体外受精治療周期中の摂取が、排卵誘発剤などのホルモン性薬剤の効果に影響を与えないか、またホルモン値を変動させ治療に影響を与えないかと気になる人も多いようです。そこで、飲用確認の有無とサプリメントについての考えを聞いてみました。飲用確認については、75％の施設が確認をしているとのことでした。昨年は確認が66％でしたから10％ほど増えています。

　サプリメントの飲用については、患者さんによっては必要だと思うとする回答が62％、治療に良い影響を与えるとする回答が17％、治療効果との関係はわからないとの回答が21％で、8割はサプリメントに対して肯定的であることがわかりました。最近は、医師やスタッフが企画・開発したオリジナルサプリメントも増えているようです。

　今後は、サプリメントの飲用と治療成績との関係が発表されるようになるかもしれません。

④ 治療までにできることとして
何がいいのでしょう？

　妊活中、あるいは治療中に自分自身でできることとして、サプリメントの飲用とともによくいわれるのが、身体づくりです。それには、代替医療から日常生活に関わることまでがあり、ここでは8つの中から選択していただきました。

　治療を補助する効果としては、栄養・食事指導が74％と高いのが特徴です。以前は、食生活では治療効果を変えられないという医師も多くいましたが、低糖質・高タンパクの食事が体外受精の受精率を向上させたという論文発表があってからは、栄養・食事指導に力を入れる治療施設も増えてきました。

　また、栄養・食事指導には肥満や痩せも関係し、これに付随して運動指導に力を入れる治療施設も増え、なかにはヨガやストレッチなどの教室を持つところもあります。

　鍼灸や整骨院についても、治療施設によっては院内にあったり、併設されているところもあります。治療効果を押し上げる、また妊娠しやすい身体づくりへのアプローチがいろいろ取り入れられていることがわかります。治療だけでない、何かできることはないかと探すときに、自分のライフスタイルに合わせて取り入れてみましょう。

　これらと合わせて、リラックスやストレス軽減も大切な要素です。カウンセリングなどを含めた心理療法も、必要となる場面もあるかもしれませんが、アロマセラピーや温泉など心身ともにリラックスできるものを日常生活に取り入れるのもいいですね。

3

栄養補助
サプリメントに
ついて

回答数グラフ中表記

サプリメントの飲用について

回答数 120 件

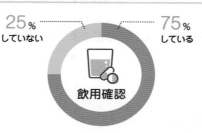

25% していない

75% している

飲用確認

サプリメントについては

回答数 119 件

患者によっては必要だと思う	78 件
治療に良い影響を及ぼす	21 件
治療効果との関係はわからない	26 件

4

治療を補助する
もので効果を感
じているもの

回答数 98 件

治療を補助する効果の感じられるもの

 栄養・食事指導 74%

 運動指導 51%

 鍼灸・整骨院の施術 26%

 漢方 23%

 心理療法 14%

 レーザー 6%

 温泉 2%

 アロマセラピー 1%

 その他 5%

栄養に偏りなく
楽しく食べましょう

その他
- リンパマッサージ
- 本人が毎日を健やかに過ごすこと
- 正確な基礎体温測定
- 無い、効果あるものを知りたい
- カウンセリング

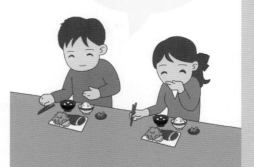

排卵誘発方法について

体外受精では、多くの卵胞を発育させて複数の卵子を獲得するために排卵誘発を行います。さまざまな方法がありますが、どの方法を選択するかは、卵巣機能やAMH値、またこれまでの治療歴からその人にあった方法が提案され、その中から選択します。それにはどのような方法があるのでしょう？

1 採卵スケジュールにはどのような方法があるの？

排卵誘発方法として、アンタゴニスト法、ショート法、ロング法、低刺激周期法、自然周期法、完全自然周期法と、ランダムスタート法をあげて、どのくらいの割合で実施しているかをお聞きしました。そこには患者さん年齢も大きく関係し、体外受精に向けて、高年齢の女性やAMHの低い女性などからいかに卵子を獲得して、胚移植を成功させるかが注目されているようです。

今回の調査結果では、アンタゴニスト法が多く、低刺激周期法、ショート法と続き、ロング法、自然周期法、ランダムスタート法、完全自然周期法、その他の順でした。

全体としては、ほぼOHSS（卵巣過剰刺激症候群）の発症を避けることができ、なおかつ複数の卵子の獲得が期待できるアンタゴニスト法、そして卵巣機能が低下している人にも適応される低刺激周期法が多いことがわかります。患者年齢層、とくに女性の年齢が高くなってきているので、アンタゴニスト法や低刺激周期法が多い傾向にあるのだと推察できます。

それぞれ排卵誘発方法については、その説明を右ページに添えましたので、ご確認ください。ただし、例えば同じアンタゴニスト法であっても、人によって使用薬剤や使い方、薬剤量には違いがあり、おのずとスケジュールや投薬期間にも若干の違いがあります。それだけ人の体は繊細で、その繊細な状態に合わせて、個々の治療計画があることを知っておきましょう。

［参考］排卵までのホルモン分泌のようす

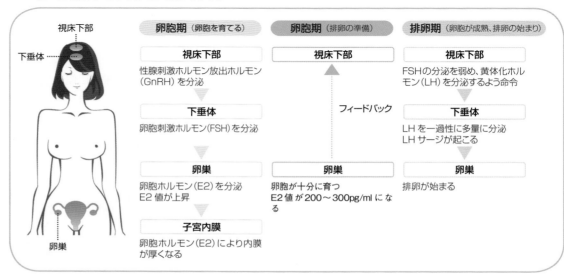

	卵胞期（卵胞を育てる）	卵胞期（排卵の準備）	排卵期（卵胞が成熟、排卵の始まり）
視床下部	**視床下部** 性腺刺激ホルモン放出ホルモン（GnRH）を分泌	**視床下部**	**視床下部** FSHの分泌を弱め、黄体化ホルモン（LH）を分泌するよう命令
下垂体	**下垂体** 卵胞刺激ホルモン（FSH）を分泌	フィードバック	**下垂体** LHを一過性に多量に分泌 LHサージが起こる
卵巣	**卵巣** 卵胞ホルモン（E2）を分泌 E2値が上昇	**卵巣** 卵胞が十分に育つ E2値が200〜300pg/mlになる	**卵巣** 排卵が始まる
	子宮内膜 卵胞ホルモン（E2）により内膜が厚くなる		

1

誘発方法の実施状況

回答数 118 件

治療周期における誘発方法割合

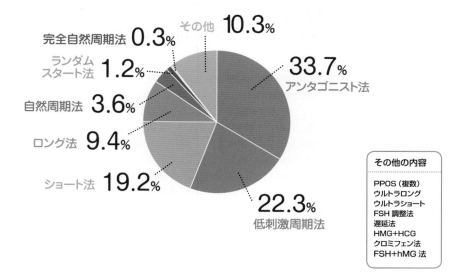

完全自然周期法 0.3%
その他 10.3%
ランダムスタート法 1.2%
自然周期法 3.6%
ロング法 9.4%
ショート法 19.2%
アンタゴニスト法 33.7%
低刺激周期法 22.3%

その他の内容

PPOS（複数）
ウルトラロング
ウルトラショート
FSH 調整法
遅延法
HMG+HCG
クロミフェン法
FSH+hMG 法

誘発方法の説明

アンタゴニスト法	ロング法・ショート法で使用する GnRH アゴニストの代わりに、ある程度卵胞が成長した段階から GnRH アンタゴニストの注射を連日、または数回注射し早期排卵を抑制します。排卵コントロールのために HCG 注射ではなく、GnRH アゴニストを使うことで OHSS をほぼ回避することができます。
ショート法	採卵周期の月経 1〜3日目から GnRH アゴニストの投与を開始し、早期排卵を抑制しながら、GnRH アゴニストのフレアアップ (flare up) を利用し、誘発剤を使って多くの卵胞を育てます。 使用する薬剤量を少なく、期間を短くすることができます。
ロング法	採卵周期の前周期の高温期中頃から GnRH アゴニストの投与を開始することで、早期排卵を十分に抑制し採卵周期から注射の排卵誘発剤で卵胞を育てます。薬剤の投与期間が長くなりますが、スケジュールしやすい方法です。
低刺激周期法	経口の誘発剤に注射の誘発剤を数回足して自然な月経周期を崩さずに卵胞を育てます。早期排卵の抑制をしないため、採卵時に排卵してしまっているケースもあります。
自然周期法	卵胞を育てるための薬は使わず、自然な月経周期に育つ卵胞を見守ります。十分に育ったところで排卵をコントロールするための HCG 注射、または GnRH アゴニストを使います。
完全自然周期法	早期排卵も抑制せず、誘発剤もいっさい使用せずに、自然に育つ卵胞を採卵します。
ランダムスタート法	月経周期のいつからでもスタートでき、1月経周期に複数回の採卵も可能な方法です。もともとは一刻の猶予もない癌患者などに使われていた誘発方法です。
その他	以上の 7 つ以外にも排卵誘発法はあります。例えば、内服の黄体ホルモン剤を使った方法が多くあげられていました。これには、PPOS 法、プロゲステロン内服法、HMG-MPA 法などがあります。

② 排卵誘発方法を選択する際、最も大切な判断材料は何ですか

　排卵誘発方法を選択する際の判断材料としてAMH値、患者年齢、治療歴、ホルモン値（FSHなど）、夫婦の希望、をあげてお聞きしました。AMH値は卵巣に残る卵子数の指標となりますが、排卵誘発法の選択にあたっては、多くの卵胞を育てる排卵誘発法は向いてないと考えるのが一般的で、卵巣機能の指標となるFSH値と合わせて排卵誘発方法を考えます。患者年齢が判断材料となることについては、とくに年齢が高い場合に、このAMH値やFSH値の問題も絡んでくるでしょう。

　また、治療歴も大事な判断材料のようです。これまでの方法とは違う方法を選択する、またはもう一度同じ方法で挑戦してみるなどを決める際に、その人の卵巣の反応の仕方、クセなどもあり、採卵できた卵子数だけでなく、その治療過程が次の排卵誘発周期の大事な判断材料になります。

　そして、その最終決定権は夫婦にあることも少なくないようです。

　これらから排卵誘発法は、AMH値、患者年齢、治療歴などを中心に選択することがわかります。

　治療を進めるにあたっては「自分に適している」というエビデンスが重要です。ふたりがいくら望んだ方法でも、それが適していなければ、子どもを授かるという大目標には手が届かないかもしれません。その辺りをよく考えて、ふたりの希望とすり合わせて排卵誘発方法を選択しましょう。

③ 体外受精の治療周期で、"入院を要するOHSSの発症"はどのくらい？

　卵巣刺激による副作用として、卵巣過剰刺激症候群（OHSS）を引き起こすことがあります。とくにロング法やショート法の場合に起こることがあり、卵巣が大きく腫れ、腹水や胸水が溜まり、重症化すると血液が濃くなることから血栓症を引き起こすことも知られています。早期排卵を抑制しHMGで卵胞を成長させ、卵胞成熟のためにHCG注射をすることでOHSSは引き起こされやすくなります。妊娠が成立することでさらに重症化する傾向があるため、OHSSを回避することは重要です。早期排卵を抑制し、多くの卵胞を育て、なおかつOHSSをほぼ回避できるのがアンタゴニスト法です。

　OHSSの発症頻度は低下傾向にありますが、アンケートでは年間の治療周期件数中の入院を要するOHSSの発生件数を調べています。これによると入院を要するOHSSの発症は1件もない（0%）と回答したのは38件、1%未満から3%以上で入院を要したOHSSの発症は55件、全体の頻度としては平均は0.5%でした。

　OHSSを発症しても入院するほどの重症化ケースは極めて少なく、排卵誘発方法の選択と薬剤使用を工夫することでOHSSの発症を回避することができます。多嚢胞性卵巣症候群（PCOS）などでOHSSになりやすい人は、特に注意して排卵誘発方法を選択し治療に臨みましょう。

2

誘発方法の決め方

回答数 125 件

誘発方法を決定する判断材料

AMH 値	108 件
患者年齢	108 件
治療歴	108 件
FSHなどのホルモン値	94 件
夫婦の希望	51 件
その他	13 件

> その他
> 胞状卵胞数

トリガー（引き金）に使用している薬剤は何ですか

hCG 注射	103 件
GnRH 点鼻	91 件
rechCG	59 件
hCG+GnRH	56 件
その他	6 件

> 使用薬剤
> ・オビドレル（複数）　・ルクリン　・リュープロレリン注射　・デカペプチル　・ゴナトロピン　・ブセレリン　・hCG モチダ

3

OHSS の発生状況

回答数 93 件

入院を要する OHSS の発症率状況

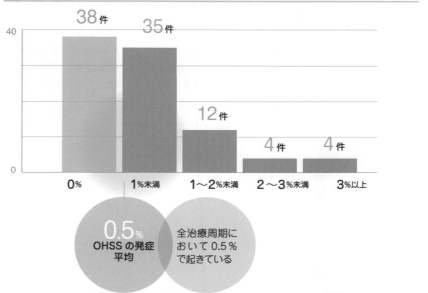

- 38 件 — 0%
- 35 件 — 1%未満
- 12 件 — 1〜2%未満
- 4 件 — 2〜3%未満
- 4 件 — 3%以上

0.5% OHSS の発症平均

全治療周期において 0.5 % で起きている

4 誘発周期前に行う治療について

　FSH の基礎値の高さなどから卵巣機能低下が考えられる場合、排卵誘発剤を使用しても卵巣が思うように反応しないことがあります。そのため排卵誘発を始める前に FSH の基礎値を下げる方法を選択することがあります。その方法としてカウフマン療法、OC、LEP、ホルモン療法、ピンカス療法、栄養療法をあげて実施の状況を調べました。

　右グラフに示すように、カウフマン療法と OC（低用量ピル）が最も多く実施されています。こうしたピルなどを使った治療は卵巣を休め、FSH を下げることが期待できます。FSH が十分に下がり、卵巣を休ませたことで、排卵誘発周期には卵巣の反応もよくなり排卵誘発剤の効果からも順調な卵胞発育が期待できます。ただ、FSH 値が高い人すべてに適応するとは限りません。卵巣機能低下が著しい場合には、逆効果になることもあるので、よく医師と相談することが大切です。

5 自己注射している人の割合は？

　排卵誘発は、毎日注射が必要になる方法がありますが、注射のためだけに毎日通院するは大変なことです。排卵誘発剤の中には、自己注射が簡単にできるペン型のものもあり、実際に自己注射を選択する人も増えているようです。

　注射方法については、看護師などからレクチャーを受け自宅などで行いますが、ペン型の排卵誘発剤だけでなく、アンプルまたはバイアルについても、アンプルカット、溶解液で薬をつくる、注射器に吸い上げる、注射する、その処理まで一通りのレクチャーを受けることで自宅で行うことができます。

　そこで、実際にどのくらいが自己注射を選択するのか、その割合について調べてみました。

　回答 109 件中の平均では、54.5%の実施割合で少し低いようにも感じますが、80% 以上が自己注射とする治療施設は 45%(49 件)、60% 以上では 50%（54 件）でした。

　これらのことから自己注射の実施率としては、自己注射の比率が高い治療施設と通院先での注射が多い治療施設とにわかれるようです。

　自己注射の実施率が高くない治療施設であっても、自己注射に対応してくれないというわけではありません。体外受精は通院が頻繁で大変だと考えている人は、自己注射の選択も考えましょう。また、自己注射に抵抗がある、怖いと考えている人は、パートナーに注射をしてもらうという方法もあります。実際に、夫が妻へ注射をすることで妻の大変さがわかり、治療への理解も絆も深まったと話す夫婦もいます。

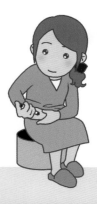

4

誘発周期前に行う治療について

回答数 95 件

方法別の実施状況

カウフマン療法	63 件
OC（低容量ピル）	52 件
ホルモン療法	22 件
LEP（低容量ピル）	17 件
栄養療法	5 件
ピンカス療法	1 件
その他・・・中容量ピル、E2 製剤、なし	5 件

方法の説明

	卵巣を休ませることで卵巣機能を整える、また、採卵周期に成長する卵胞サイズを揃えることを目的に行う				栄養環境を整え、本来備わっている妊娠力を高める、取り戻すことを目的に行う
カウフマン療法	**OC（低用量ピル）**	**LEP（低用量ピル）**	**ピンカス療法（Pincus）**		**栄養療法**
カウフマン療法は、無排卵月経や排卵障害の人が主な対象で、卵胞ホルモンや黄体ホルモンを投与することによって通常の月経周期をつくり、これらのホルモンの中枢に対するリバウンド効果により、自然排卵が起こることが期待できます。また、FSH、LH が高く卵巣機能が低下している人を対象に行うこともあります。	OC(Oral Contraceptives) は、避妊を主効果とし、副効果に、月経困難症や子宮内膜症の改善などがあります。	LEP（Low does Estrogen Progestin）は、月経困難症や子宮内膜症など疾患の治療を目的として用いる薬剤で、ピルよりも低用量化されています。	いわゆるピルの周期的投与法で、月経困難症や PCOS に用いられるホルモン療法。EP 剤（卵胞ホルモンと黄体ホルモンの両方が含まれている薬剤）を持続的に、通常、月経周期の 5 日目から 21 日間服用します。		身体の不調や疾病の原因が栄養素の不足から生じていることがあるため、不足している栄養素を本来あるべき至適量まで補充して身体を整えていく方法です。

5

自己注射の割合

回答数 109 件

患者さんの自己注射比率と平均

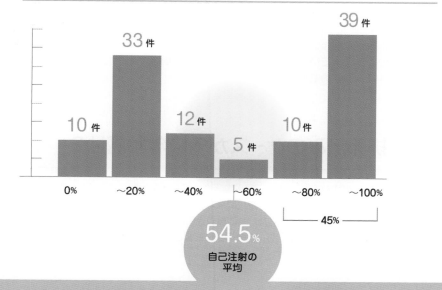

	0%	~20%	~40%	~60%	~80%	~100%
件数	10 件	33 件	12 件	5 件	10 件	39 件

45%

54.5%
自己注射の平均

STAGE 03 採卵について

採卵は、体外受精に必要な卵子を得るための手術です。月経周期や治療周期で育った卵胞から、医師と培養士と看護師がチームを組んで手術に臨みます。これまでに受けて来た誘発方法などによって採れる卵子の数や質に違いはあるかもしれませんが、体外で配偶者の精子と出合い、受精するための第一歩です。
　ここでは採卵に関するいろいろなことを見ていきましょう。

1 採卵日の決定について

　採卵手術日を決定するときに、大切になってくるのが卵胞の成長程度を知ることです。成熟卵胞の大きさは 18 〜 20mm で、成熟卵胞1個あたりのホルモン値（E2）は 200 〜pg /ml が目安になります。卵胞の大きさはエコー検査で、ホルモン値は血液検査で確認します。その状況については 86％がエコー検査とホルモン検査の両方を行っていることがわかりました。検査回数は、排卵誘発方法によっても違いがありますが、過去のアンケートでは2〜4回程度と回答する治療施設が多かったことから、採卵手術までの通院回数も2〜4回くらいになるでしょう。

2 採卵時の麻酔について

　採卵手術では、麻酔をして行うことがほとんどで 80％、なかでも全身麻酔で行う治療施設が多く、ついで局所麻酔でした。採卵手術に使用する針は大変細い針で、採卵個数が少ない場合には無麻酔で行うケースもあります。基本的に無麻酔で採卵手術を行う治療施設でも、麻酔は行わないわけではないので、痛みに弱いタイプの人は、がまんせずに相談しましょう。

3 排卵済みだったときの手術費用について

　採卵時にすでに排卵していて、卵子が獲得できないケースが起こることがあり、それ以上治療を進めることができず、治療はキャンセルになってしまいます。その場合の手術に関わる医療費の請求は、どのようになっているのかを調べました。53％の施設が患者さんに割引して請求、32％ の施設が請求しないことがわかりました。

4 排卵済みのケースが多い年齢層は？

　前の質問を踏まえ、排卵済みになるケースに年齢は関係するのかを調べました。20 代、30 代前半、30代後半、40 歳以上、年齢に関係ないの5グループ分けて聞いたところ、40 歳以上に多いと回答する治療施設が多くありました。40 歳以上になるとホルモンが安定せずに、急な変化が起こることもあるようです。少なからずとも、自分の身にも起こるかもしれないことと心得ておきましょう。

1 採卵日の決定について
回答数 125 件

採卵までの卵胞計測について

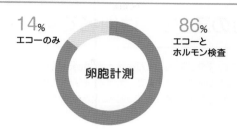

14% エコーのみ
86% エコーとホルモン検査
卵胞計測

2 採卵時の麻酔について
回答数 125 件

麻酔使用の有無と麻酔法

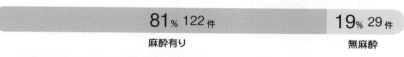

81% 122件 麻酔有り　19% 29件 無麻酔

麻酔有りの 122 施設での麻酔方法比較

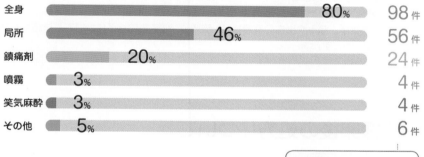

全身	80%	98件
局所	46%	56件
鎮痛剤	20%	24件
噴霧	3%	4件
笑気麻酔	3%	4件
その他	5%	6件

静脈麻酔（多数）、鎮静、セボフルラン

3 排卵済みだったときの手術費用について
回答数 121 件

排卵済だったら手術費はどうなるの?

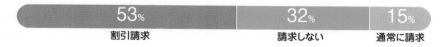

53% 割引請求　32% 請求しない　15% 通常に請求

4 採卵時に排卵済みのケースが多い年代
回答数 109 件

排卵済みのケースが多い年代

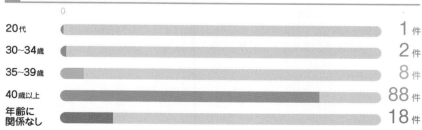

	0	
20代		1件
30〜34歳		2件
35〜39歳		8件
40歳以上		88件
年齢に関係なし		18件

5 採卵時のスタッフは何名ですか？

　採卵手術でのスタッフは、執刀医師と看護師、培養士、麻酔科医で、平均は4〜5人でした。多いところは8人、少ないところで2人で、大学病院などの大きな病院ではスタッフが多い傾向が見られますが、大学病院などの大きな病院とクリニックに大きな差はありませんでした。

6 採卵後の症状について

　採卵手術後の痛みや出血などの症状は、術後の過ごし方にも関係してきます。そこで、採卵後の症状として、頭痛、出血、腹痛、その他の発症状況を調べたところ、右のグラフが示すように腹痛が18.2％、その他が12.6％、出血が9.7％、頭痛が2.3％でした。いずれも多くのケースで起こっているわけではありませんが、その症状の程度が気になるところです。なかでも救急搬送を要するケースについて聞いたところ125件中で3件（2.4％）でした。
　術後は、痛みや出血の有無などを確認し、帰宅後の様子についても電話などで確認するクリニックもあるようです。

7 採卵後の処方について

　採卵手術後に痛みや出血などの症状が出ることもあり、そうした症状に関する処方についてはどのようになっているのかをお聞きしました。86％の治療施設で処方があると回答し、その処方として抗生剤74％、鎮痛剤21％、止血剤1％でした。術後のため抗生剤の処方が多くありましたが、鎮痛剤についてはそれほど多くありません。このことから、術後に痛みを訴える人は多くないということなのでしょう。

8 採卵時のトラブル回避として実施していること

　採卵手術は大きな手術ではありませんが、手術であることには変わりありません。そこで、手術中、また手術後のトラブルを回避するために行っていることは何かの具体例をあげていただきました。右ページに紹介していますので、参考にご覧ください。

5 採卵スタッフの人数

回答数 125 件

平均
4.5人
（約5人）

最多 **8人**　最少 **2人**

執刀医　介助医　看護師　培養士　麻酔医

その他
メディカルアシスタント、医師、検査技師
看護助手、メディカルコーディネーター

6 採卵後の症状について

回答数 125 件

頭痛 **2.3**%　出血 **9.7**%　腹痛 **18.2**%　その他 **12.6**%

救急搬送のケース **3件 2.4%**　症状 血圧低下、OHSS

7 採卵後の処方について（黄体管理以外）

回答数 125 件

14% とくにない　**86**% ある

抗生剤 **93**件
鎮痛剤 **26**件
止血剤 **2**件
その他 **12**件

その他 使用薬剤
レルミナ
カバサール
レトロゾール
カベルゴリン
など

8 採卵時のトラブル回避として実施していること

回答数 40 件

- 事前の充分な説明（複数）
- OHSS 予防（複数）
- 同意書の回収を徹底する／100% 採卵できるとは限らないこと、卵の状態も一様ではない（よいとは限らない）ことを伝えておく
- 名前の確認
- ART 取り違い防止システムの使用
- ダブルチェックの徹底
- モニターをつけている
- 絶食、麻酔、鎮静
- 適切で十分な麻酔を行う
- エコーを拡大する
- テーパードタイプの採卵針採用
- 抗生剤の点滴をする（複数）
- 抗生剤の投与、鎮痛剤の投与、帰宅前の診察、1泊入院後の診察退院
- 卵巣周囲の血流を確認している（複数）
- 採卵前に点滴にてルート確保、癒着等で痛みが出そうな方には静脈麻酔を行う
- 入室前に排尿し膀胱を空にする。エコーを調整し、卵巣周囲のオリエンテーションをしっかり把握する
- 安全で正確な採卵
- カラー超音波下での穿刺を行っている
- 採卵前の入念なエコー、採卵直後からの状態観察
- 感染・OHSS 予防の投薬、麻酔の使い分け、鎮痛剤処方、緊急時の時間外適応（24時間365日）
- risk のある場合、時には卵胞があっても穿刺しない（チョコの向こう側、腸管とまぎらわしい時など）
- 細い針を使う、卵胞内フラッシュはしない
- high risk 症例は実施設では扱わない
- 腹腔内出血は吸引している
- 採卵中・後のバイタルチェック、様子観察、声かけ
- 腟ガーゼ挿入→診察室で抜去→エコー確認／OHSS ハイリスク→カバサール／全胚凍結、フェマーラ、バイアスピリン／感染対策→抗生剤は採卵後で別製剤を使用している
- 術後の経過確認
- いつでも連絡がとれる様、夜間もナースが携帯電話を持っている

採精について

　採卵手術日は、受精を行う日になるため精子が必要になります。これを採精といい、自宅または治療施設の採精室などで行い、専用の容器に精液の全量を直接射出します。男性不妊症の場合、重度であれば精巣や精巣上体から精子を回収する手術が必要になり、その際には男性不妊診療のできる泌尿器科医の診察が必要になります。最近は、院内に男性不妊外来があるクリニック、院内で精子を回収する手術を行えるクリニックも増えてきました。

1 採精はどこで行うケースが多いの？

　採精場所は、自宅が多く 70% で、年々自宅採精が増えています。自宅採精の場合、採精手順や方法、運搬については妻に説明し、運搬も妻が行うケースが多くあるようです。採卵手術日にあたるので、ふたりで受診するケースもあり、そうした場合に院内採精を選ぶことがあったり、治療方針から体外受精では基本的に院内採精でという治療施設もあるようです。

2 実施している採精方法について

　採精方法の基本は、マスターベーションですが、手術や専門性を必要とする精子回収の場合、通院先に男性不妊外来や手術環境がなければ、男性不妊が診察できる泌尿器科への受診が必要となります。ここでは、男性不妊に関連した採精方法をについて見ておきましょう。
　手術を必要としない方法には、前立腺マッサージや電気射精法がありますが、実施している治療施設は少なく、TESE（精巣内精子採取術）などのほうが多くありました。手術では TESE や MD-TESE（顕微鏡下精巣内精子採取術）、MESA(精巣上体内精子吸引採取法)、ReVSA（精管精子回収術）、PESA（経皮的精巣上体精子吸引術）があり、精巣上体から精子を回収する MESA や PESA の実施に比べ、精巣から精子回収する手術である TESE や MD-TESE が多く実施されていることがわかりました。

3 精子を回収する手術の対応について

　では、実際のところ、どこで精子を回収する手術を行っているのでしょう。院内で行っているが 32%、連携先施設で行うが 56%、手術する医療機関を患者さん自身が探した施設で行うが 17%でした。
　また、手術については精子回収術の執刀医は泌尿器科医師が 96%を占め、そのうち生殖医療専門医である泌尿器科医は 64%でした。
　患者自身が探した治療施設で行う場合、精子回収については妻が通院する治療施設（婦人科）との連携が必要になります。夫婦が自分たちの納得する泌尿器科医に手術を頼みたい場合、また妻の通院する婦人科には泌尿器科との連携がない場合などでも、妻の主治医とよく相談しながら進めましょう。

1 採精はどこで行う?

回答数 125 件

採精場所と実施比率

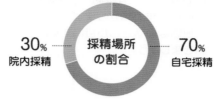

採精場所
の割合

30% 院内採精

70% 自宅採精

2 実施している採精方法について

回答数 72 件

採精方法と実施状況

採精方法	件数
TESE	53 件
MD-TESE	44 件
MESA	15 件
PESA	5 件
前立腺マッサージ	5 件
電気	1 件
ReVSA	0 件
その他　逆行性射精症例で尿中精子回収	10 件

採精方法の説明

TESE MD-TESE	精巣にメスを入れ、精巣から直接、精子を採取する方法です。MD-TESE は精巣にメスを入れ、顕微鏡下で状態の良い、白くて太い精細管（精子が作られる場所）を選び採取します。
MESA	精巣にメスを入れ、精巣上体から細いガラスピペットで精子を採取します。無精子症でも閉塞性の方に適応します。
PESA	精巣上体に針を差し入れて精子を吸引する方法です。メスを入れないため負担も少ない方法です。
前立腺マッサージ	肛門より指を入れ、前立腺を刺激する方法です。脊椎損傷の方に有効な場合があります。
ReVSA	精管に細いカテーテルを留置し、精子を吸引する方法です。
電気射精法	直腸内に電極をいれ、前立腺部を電気的に刺激して、射精を促す方法です。通常、麻酔下で行います。脊椎損傷の方に有効な場合があります。

3 精子を回収する手術の対応について

回答数 108 件

手術をともなう精子回収の実施場所と執刀医の所属

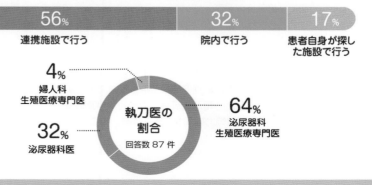

56% 連携施設で行う	32% 院内で行う	17% 患者自身が探した施設で行う

執刀医の
割合

回答数 87 件

4% 婦人科生殖医療専門医

64% 泌尿器科生殖医療専門医

32% 泌尿器科医

培養と培養室について

体外受精を行う施設には培養室があります。培養室には、受精、胚培養、胚などの凍結に必要となる専門的な医療機器があり、清潔が保たれ、夫婦の卵子、精子、胚を移植の日まで預かります。そして、順調に間違いなく業務を行うために管理され、日頃は患者さんが目にすることはありません。その培養室に関する様子を見ていきましょう。

1 培養室の管理責任者は？

培養室はしっかり管理されていることが大切です。どの治療施設でも十分に管理されていることと思いますが、具体的に誰が管理責任者となっているのでしょう。院長を含め、医師が管理責任者になっている治療施設も多くありますが、培養士が管理責任者という治療施設が増えてきています。培養士同士のチームワークや衛生管理、技術の向上、品質チェックなどについては現場に任せ、院内でも専門家がそれぞれ専門的な立場で役割をこなすというスタンスに移行してきているようです。

2 培養室の清掃について

命の元となる卵子、精子、胚を扱う培養室は、清潔でなければなりません。入室の際は、着替え、メディカルキャップ、マスクの着用や手洗いを行いますが、培養室はどのくらいの頻度で清掃をしているのでしょう。毎日とするところが75%でしたが、1週間または1カ月に数回という治療施設もありました。

では、清潔を維持するために管理者のチェック体制はあるのでしょうか。 結果、76%の施設でチェックがあることがわかりましたが、チェックのないところが24%でした。チェックをしなくても、清潔が保たれているということであればいいのですが、心配が残る結果となりました。

3 インキュベーターの種類と停電時について

胚培養にはインキュベーターが必要です。夫婦ごと、またディッシュごとに個別培養ができる個別型は65%、複数のディッシュを階層に分けて培養する共同型（従来型）は77%、成長過程をタイムラプス撮影し、それを連続させることで動画として記録できるタイムラプス型は47%でした。胚培養を行うためには培養液の温度、pHなどを平衡化させてから使用する必要があり、このために共同タイプを使っていることも多いようです。タイムラプス型は、胚をインキュベーターから出すことなく発育の観察、確認ができることから、近年、導入する治療施設が増えていますが、なかには使用に際しては治療費に加算される施設もあるようです。

また近年、国内で大きな地震発生が多くなり、東日本大震災の折には多くの東北や北関東でも地震による停電やその後の計画停電から電力確保に大変な思いをしました。そこで、電力確保と耐震対策についても調べました。電源の確保ができる治療施設は多くありますが、継続して電源が必要になるため、胚などについては電力確保ができる時間以内に凍結保存をするなどの対応が取られるようです。

1 培養室の管理責任者は

回答数 120 件

培養室の管理者と職種

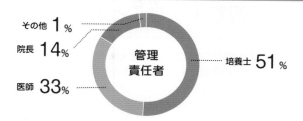

その他 **1**%
院長 **14**%
医師 **33**%
培養士 **51**%
管理責任者

2 培養室の清掃頻度は

回答数 123 件

清掃頻度とチェック体制

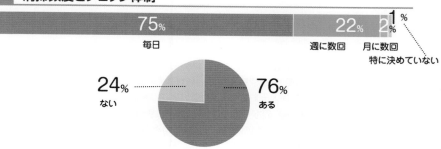

75% 毎日　**22**% 週に数回　**2**% 月に数回　**1**% 特に決めていない

24% ない　**76**% ある

3 インキュベーターの種類と停電時について

回答数 120 件

胚培養で使用しているインキュベーターの種類

共同タイプ **77**%
個別タイプ **65**%
タイムラプス **47**%

停電時の電源確保時間

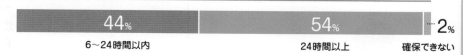

44% 6〜24時間以内　**54**% 24時間以上　**2**% 確保できない

免震対策

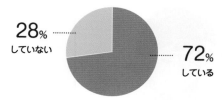

28% していない　**72**% している

4 胚の管理で大切なことについて

　胚の管理で大切なことについて回答を求めたところ、それぞれ高いポイントが得られました。ダブルチェックの徹底が一番多く112件、人為的なミスが生じた場合は迅速な対応ができるようにしているのが89件、管理状況を毎日記録しているが87件、記名やバーコードで管理しているが81件でした。これまで、胚の紛失や胚の取り違えなどの事故が報告、報道された例もあることから、各治療施設でも入念な管理が行われていることがわかりました。

5 培養室内でのミスについて

　培養室での作業は人が行うことですから、注意していてもミスが生じることはあります。前項の胚の管理では、ダブルチェックや管理記録、取り違え防止システムの導入など、さまざまな工夫がされていることがわかりましたが、それでもミスが起こることもあり、また起きたときの対応への備えも大切です。

　過去には、移植胚の取り違えから妊娠、中絶という大きな問題や胚の紛失、インキュベーターの管理の怠り、各作業における技術的なミスなどいろいろな事故が起きています。

　実際に培養室でミスが起きた場合に、98%が医師や院長も把握できるシステムであると答えています。残り2%において、把握は培養室のみで、ミスが封印されることが起きていなければ良いのですが、心配が残ります。

　また、81%でミスが起きた時の対応マニュアルがあると回答しています。

　ミスが起こらないのが一番ですが、もしミスが起こった時に、それが直接患者さんに関わることであれば、マニュアル化され、すぐに対応できることはとても大切なことです。

　そのうえで、実際にどのようなミスが起きているのかを機械的なミス、人為的なミスと区別して記入していただきましたので、右のページご覧ください。

　培養室における作業の臨場感がヒシヒシと伝わってくるように思うのですが、みなさまにはいかがでしょうか。

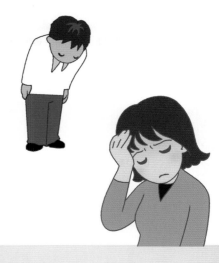

4 胚の管理について

回答数 125 件

胚の管理で行われていること

ダブルチェックを行っている	**112** 件
人為的なミスが生じた時には迅速な対応ができるようにしている	**89** 件
管理状況を毎日記録している	**87** 件
記名やバーコードなどで管理している	**81** 件

取り違い防止のために工夫されていること

取り違い防止の工夫

- ダブルチェックの徹底（複数）
- 指さし確認（複数）
- 声出し確認（複数）
- すべての作業に名前を読み上げる（複数）
- 名前を色分け、作業中の胚が入っているインキュベーターに「作業中」のマグネットを貼る（複数）
- 曜日により、インキュベーター内の胚配置を区別している
- QR コードと目視、声出し確認を併用し、最低2名でチェックしている
- 培養 dish のフタと底に ID と氏名を記載
- バーコードシステムによるトリプルチェック体制をマニュアル化している
- トレーサビリティシステムの導入
- ART 取り違え防止システムの導入
- 独自で管理ソフトウェアを開発し、管理している
- データベースで患者胚配偶子情報を一元管理し、2次元バーコード一括印刷し、ディッシュ・チューブに括り人によるダブルチェック、人と機器のチェック同時カルテへの記録保存
- 1 作業、1検体のみの取扱い（複数）
- 検体や胚は必ず単独で扱うようにしている

5 培養室内でのミスについて

回答数 122 件

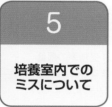

ミスは医師や院長にも把握できるシステムである

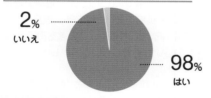

2% いいえ
98% はい

ミスが起きた時の対応マニュアルがある

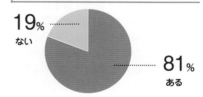

19% ない
81% ある

どのようなミスが起きているのでしょうか（アンケート対象1年間に起きた実例）

機械的なミスの実例	人為的なミスの実例	
・ホルモン値測定の際、血液凝固時間を厳密に規定していなかったため、フィブリンの影響で正確な値を測定できなかった ・パスツール内に胚がくっついてしまい損傷を受けてしまった ・顕微鏡のカメラの不具合による写真撮影が出来ない ・ガスセンサー（インキュベーター）の故障 ・ウインドウズアップデートにともなう不具合 ・インキュ N2 ガスの出力が0になっており、自動切替がうまく行われてなかった→アラームが鳴りすぐに対応	・ピペット操作時の胚の見失い ・培養皿への患者指名の記入ミス、ダブルチェックシステムがあるため使用前に修正できた。 ・当日使用する培養液を保湿していなかった。pHの平衡化できていなかった。 ・凍結胚予定胚の遺失 ・凍結のトップの色と、チャートとの記録の色の相違 ・データ入力ミス ・ディッシュへのオイル（培養液上への）はり忘れ ・タイムラプスをオートフォーカスに任せすぎていてピントがずれたままであった	・体外受精報告書に、精液所見が記載されていなかった。 ・精液検査レポートの患者氏名漢字入力ミス ・ストリッパーの吸引時の卵紛失 ・採卵後の卵丘細胞卵子複合体の卵丘細胞除去時に紛失 ・採卵後の記録忘れ。顕微鏡の電源消し忘れ。凍結期限誤入力など ・コンタミ。融解時に cryo top に胚がのっていなかった ・TL の設定忘れ、設定ミス ・AIH 処理用チューブ記名時のうっかり転記ミス

精子調整方法について

　精液検査方法には、大きく2つの方法があります。1つは培養士が顕微鏡を使って直接自分の目でカウントしていく方法です。もう1つは、検査機器を使用する方法です。これらの実施率を調べてみました。結果は、培養士の目視による方法が60%、機器とする方法が28%、両方とするところが12%ありました。

　体外受精では精液から運動性のある精子を抽出するために精子調整を行いますが、密度勾配法の実施が104件、スイムアップ法は97件でした。最近は、非遠心法のスパムセパレーターを使用する治療施設が増えているようです。スパムセパレーターは、専用のキットを使って自力で泳いできた精子を抽出し、受精に用います。遠心分離をしないため、精子のDNAの損傷を低減させることができ、なおかつ良好な精子が短時間に効率よく得られる方法とされています。実際、コメントにもミグリスやZymōtという商品名がアンケートにも書かれていました。

受精作業について

　受精方法には通常媒精のC-IVFと、顕微授精のICSIがあります。ここではICSIの選択基準、それぞれの受精率、受精方法の割合について調べました。

　ICSIの選択基準については、精子の状態、つぎに前回の受精で受精障害があったこと、この2つがICSIを選択する主な基準となるようです。受精率については、回答施設あたりの平均がC-IVFで70%、ICSIで78%でした。また、C-IVF受精率の最低が30%、最高が90%、ICSI受精率の最低が42%で、最高が95%でした。保険適応が進められる中、この差をみると心配になりますが、治療施設ごとの患者年齢層と体外受精実施件数の違いが影響しているのかもしれません。患者さんのためにも、技術差ではないことを祈ります。

　そして、受精方法の割合についてはICSIが多いことがわかります。右に示すように、ICSIが44.9%、C-IVFが38%、スプリットICSI（C-IVFをするグループとICSIをするグループに半々にわけて受精を行う方法）が17.2%でした。体外受精に臨む夫婦の中には、複数回の排卵誘発、受精、胚移植を経験することもあります。複数回行うケースに受精障害があるわけですから、反復して排卵誘発 - 受精を行う件数が増えれば、ICSI件数も増加することが考えられます。

　また、以前よりも男性不妊が増えているといわれ、それもICSI件数の割合が多い要因だと考えられます。

体外受精を助ける技術

AHA（アシステッドハッチング） ▶ 凍結した胚は透明帯（殻）が硬くなる傾向にあるといわれ、そのままでは孵化しづらい、着床が難しくなるなどが考えられることから、透明帯に穴を開けたり薄くして、中の細胞が外に脱出しやすく補助することをいいます。方法には酸性の液などの化学物質を透明帯に吹き付ける、また、ガラス針を使用して切開したりレーザーを照射して、透明帯の一部に穴を開けるか透明帯を薄くします。

ピエゾICSI ▶ 顕微授精の新しい方法で、先端がフラットなガラス管に微小なパルスをかけて卵細胞膜に小さな穴を開け、そこから精子を注入する方法。尖ったピペットによる卵子への精子注入と比べ、卵子への物理的ストレスが小さくなり、安定した受精成績が得られると考えられています。

IMSI ▶ 顕微授精に用いる精子は、形態的に異常がなく運動性があるものを選択します。形状の異常として、精子の頭部に空胞がある精子は、受精率がよくない傾向にあるといわれ、これを避けるために高倍率の顕微鏡を用いて確認をする顕微授精です。

未成熟卵培養 ▶ 未成熟卵子は、一般的には廃棄となるが、採取した卵子が全て未成熟だった場合、また、未成熟卵子にしか育たない場合は、体外で培養をし成熟させて顕微授精を行う方法です。

6
精子調整方法について
回答数 125 件

精液の検査方法

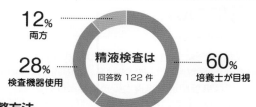

12% 両方
28% 検査機器使用
精液検査は 回答数 122 件
60% 培養士が目視

精子の調整方法

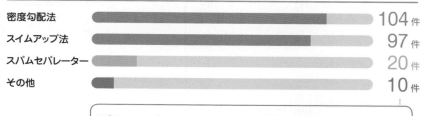

密度勾配法 104 件
スイムアップ法 97 件
スパムセパレーター 20 件
その他 10 件

ミグリス、スイムダウン法、Zymōt、単層撹拌密度勾配法、洗浄濃縮法、遠心法 など

7
受精作業について
回答数 123 件

ICSI の選択基準

精子の状態	120 件
前回受精障害	116 件
卵子が少ない	37 件
年齢	35 件
受精率が良い	9 件
その他	12 件

IVF、ICSI それぞれの受精率と実施率

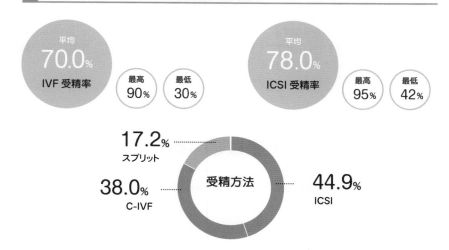

平均 70.0% IVF 受精率　最高 90%　最低 30%

平均 78.0% ICSI 受精率　最高 95%　最低 42%

17.2% スプリット
38.0% C-IVF
受精方法
44.9% ICSI

8 胚培養について

　無事に受精したら、次は胚が順調に発育してくれることを患者さんたちは願うでしょう。しかし、順調に発育する胚ばかりではありません。胚の発育には卵子の質や精子の質、胚の質が大きく関係しますが、では培養環境や培養士の技術などはどう関わっているのでしょうか。それらについて5つをあげてチェックしていただきました。胚には未知の部分があるが68％あり、胚の未解明な部分が胚培養の難しさに繋がっていることがわかります。ただ、半数程度の治療施設で培養士の技術差、培養液や機器によっても成績に差が出るとチェックしていることが大いに気になります。

9 胚の評価について

　胚の評価については、65％が治療施設で既存の評価方法を使っていました。既存の評価は、主に形態評価になり、初期胚の場合は胚の分割スピード、卵球のサイズ、フラグメントの量で評価をします。胚盤胞の場合は、胚盤胞腔の広がりと内部細胞塊（胎児になる部分）と栄養芽胚葉（胎盤になる部分）の細胞数などから評価します。この既存の評価に加え、自院でのアレンジ、独自の評価などもありました。
　最近は、タイムラプス型インキュベーターを使用しているところも増え、胚の発育を動画で観察できることも胚の評価につながっているようです。

10 移植胚の選定と決定について

　では、移植胚は誰が選んでいるのでしょう。　専門にみている培養士？ それとも医師？ あるいは両者？ 患者さんも参加しているのでしょうか？ それらを選定の段階と決定の段階とで確かめてみました。
　移植胚の選定は、医師と培養士の両者とする回答が多く、決定は医師がする施設が多いようです。選定は、医師と培養士がそれぞれ専門的な立場から意見を出し合い、最終的には医師が移植胚を決定している様子がうかがえます。
　また、患者さんが選定にも決定にも参加している施設もあり、患者さんの意見や希望も伝わっている一面があることが確認できました。

11 凍結保存を実施しているもの

　不妊治療での凍結保存の対象は、胚（受精卵）、精子、卵子です。今は未婚女性の卵子凍結や卵巣組織の凍結も実施されていますから、それらの実施状況を調べました。結果は右のグラフの通りです。

8 胚培養について

回答数 119 件

胚について培養士が感じていること

胚には未知の部分がある	**68** %
胚へのダメージは培養士の技術差が影響している	**53** %
培養液によっても成績に差が出る	**48** %
培養室の環境や機器類によって培養成績に差が出る	**48** %
培養液には胚との相性がある	**40** %

胚の質を落とさないために培養士がしていること

質を落とさないための工夫

- 迅速かつ正確に（複数）
- メディウムは one step を使用している
- ハンドリング作業を最短で行う（複数）
- 胚をインキュベーター外に出す時間や温度変化を最小限にする（複数）
- 培養室の照明、迅速な作業、観察時間を短縮するなど
- 培養液の平衡化は加湿インキュベーターで行い、single step medium でも3日目で培養液交換する
- 胚にストレスを与えないようにする（複数）
- 低酸素下の環境で胚操作を行っている
- 紡錘体回復不可能な温度以下（25℃以下）に胚が暴露されないよう、保温に気をつけている
- 全例 タイムプラスに入れ観察
- 精度管理・保守点検の徹底（データベース化、可視化）。培養士の技術向上と均一化（トレーニング体制の充実）
- スタッフと器材のレベルを高く持ち、さらに向上させていく 技術差が出ないよう、ハンドリングピペット（STRIPPER、EZGrip）採用
- 環境（温度、光等）になるべく変化がないよう配慮している
- 温度管理、ROS の削減、日々の技術向上
- LinKID の使用

9 胚の評価について

回答数 124 件

顕微鏡下で胚の評価をするのに用いる方法

65%	**27**%	**8**%
既存の評価方法	既存の評価方法をアレンジ	独自の評価方法

10 移植胚の選定と決定について

回答数 125 件

移植胚を選定し決定していくのは誰？（ドクター、培養士、患者さんのうち）

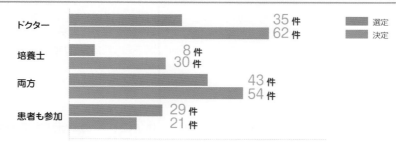

	選定	決定
ドクター	35 件	62 件
培養士	8 件	30 件
両方	43 件	54 件
患者も参加	29 件	21 件

11 凍結保存を実施しているもの

回答数 125 件

凍結保存しているものとそれぞれの実施率

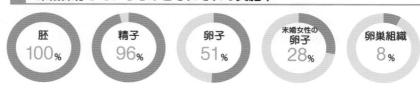

胚	精子	卵子	未婚女性の卵子	卵巣組織
100%	96%	51%	28%	8%

■ している　■ していない

12 凍結する胚のステージについて

　胚は発育段階によって受精したばかりの前核期、8分割までの初期胚、着床段階になる胚盤胞と呼び、基本的にどの発育段階でも凍結することができます。アンケートの結果は、胚盤胞77%、初期胚22%、前核期1%で、胚盤胞での凍結保存が多いことがわかりました。胚盤胞へと成長できた胚は、凍結、融解にも強く生命力もあると考えられるため、妊娠への期待も高まります。そのため、この傾向は年々高まっています。これにより移植も凍結融解胚盤胞移植が増えています。

13 検卵から胚移植までの管理について

　採卵で得た卵子は、全て培養室で管理することになります。その担当役割はどのように決めているのでしょう。また採卵数が多くなれば、培養士が管理する胚も当然多くなりますが、培養士1人当りが管理する胚の数は1カ月どのくらいになるのでしょう。その状況を調べました。結果として、培養士が管理するのは患者さんごとよりも作業ごとの担当制が多く、1人当たりが管理する1カ月の胚の個数は平均98.2個、対患者さんでは平均18.5人でした。ただ、多いところでは500個以上、少ないところでは10～19個という回答もありますから、施設間の差も大きいことが伺えます。

14 培養室スタッフ（培養士）について

　培養士の人数、またキャリアなどについてお聞きしました。最多が24人で最少が1人、平均では4.9人でした。一連の培養作業ができるのは平均3.5人、そして1番長いキャリアの培養士の平均年数は、16年半になることがわかりました。人数が多いところは分担して仕事ができますが、1人しか培養士がいないところは、どうしているのか大変気になります。また、キャリアアップには学会や認定制度を活用しているクリニックがほとんどで、約70%の治療施設に院内独自の教育方法があることがわかりました。

15 AHA、ピエゾICSI、IMSI、未成熟卵培養の実施状況

　顕微授精や胚移植をより効果的にするための技術としてAHA（アシステッドハッチング）、ピエゾICSI、IMSI、紡錘体可視システムと未成熟卵培養などがあります。ここでは、これらの実施状況を調べました。結果として、AHAの実施件数が高く、ほぼ全ての施設が導入していました。次に多いのが紡錘体可視システム、そしてピエゾICSIでした。ICSIは極細とはいえ、卵子の細胞質に針が入るわけですから、より安全に、またストレスの少ない方法で行うことが大切です。今後実施率が増えるのか、保険適用化で普及率に歯止めがかかるのか、見守っていきたいと思います。

12
凍結する胚について
回答数 117 件

13
検卵から胚移植までの管理について
回答数 88 件

凍結保存時の胚の成長段階
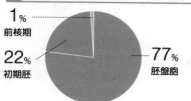
1% 前核期
22% 初期胚
77% 胚盤胞

培養士の胚管理と対患者
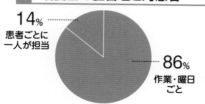
14% 患者ごとに一人が担当
86% 作業・曜日ごと

培養士1人当りが管理する胚の数（1カ月平均）
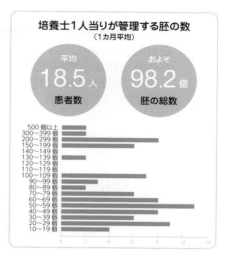
平均 18.5人 患者数
およそ 98.2個 胚の総数

作業ごとの担当・役割の決め方で工夫していること

- 卵子、胚担当、精子担当を週交代
- 一人の培養士が全ての作業を実施できるようトレーニングをし、作業を平均化
- 培養士一人ひとりが均等にどの役割も担当ができるようにしている
- 難治症例はキャリア年数が多い培養士が担当する
- 担当制はとらず、各々が状況判断し行動できるようになっている
- 全行程をシフト制ローテーションで行う
- 作業ごとに技術認定基準を設け、合格した培養士がランダムで作業を行う
- 作業効率のために、内容によって担当の組み換えを行う
- 技術ブランクを小さくするため、経験が均一になるようローテーション
- 患者様夫婦に対して体外受精の説明をした培養士が担当する
- 1ヶ月のカレンダーに患者名と担当者印を押し、採卵・移植の担当数が偏らないようにしている

14
培養室スタッフについて
回答数 125 件

培養室スタッフのことと培養士の育成方法
平均 4.9人 培養室スタッフ 最多 24人 最少 1人
平均 3.5人 一連の作業ができるスタッフ 最多 18人 最少 1人
平均 16.4年 キャリア年数が一番長いスタッフ 最多 29年 最少 3年

- 学会参加や認定制度を活用 121件
- 院内独自で教育推進 69件
- 論文発表を奨励している 20件
- 外部指導員に依頼 8件
- その他 3件

15
実施状況
回答数 117 件

体外受精を助ける技術
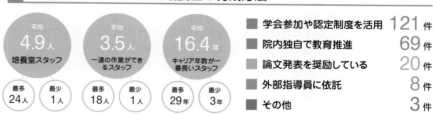
- AHA（レーザー 63%、切開 35%、酸 2%） 113件
- 紡錘体可視化システム 56件
- ピエゾICSI 46件
- 未成熟卵培養 25件
- IMSI 17件

それぞれの説明は 30 ページ下段にあります ▶ P.30

STAGE
06

胚移植について

　胚移植には、採卵した周期に移植をする新鮮胚移植と凍結した胚を融解して戻す凍結融解胚移植があります。そして、それぞれの胚の成長段階から、初期胚移植と胚盤胞移植があり、これらの組み合わせにより、① 新鮮初期胚移植、② 新鮮胚盤胞移植、③ 凍結融解初期胚移植、④ 凍結融解胚盤胞移植の4つがあります。

　また、移植する胚の数は多胎防止のため、日本産科婦人科学会や日本生殖医学会の会告により原則1個、35才以上の女性または2回続けて妊娠不成立の場合に、2個胚までの移植を許容としています。これら状況を見ていきましょう。

1 　胚移植について

　胚移植について、移植胚の内訳を集計するとともに、それぞれの選択理由などについて質問をしました。

　今回の結果では、凍結胚移植 86.6%、新鮮胚移植は 13.4% で、凍結胚移植が圧倒的に多く、それぞれ内訳は、凍結初期胚 16.2%、凍結胚盤胞 70.4%で、新鮮初期胚 3.9%、新鮮胚盤胞 9.5%でした。中には 100%凍結胚盤胞移植とする施設もありました。

　では、移植時に新鮮胚移植、凍結胚移植、それぞれを選択するのはどのようなときなのでしょう。

　新鮮胚の場合、患者希望が 63 件と多いのですが、OHSS の心配が少ない（60 件）、子宮内膜の状態が良い（50 件）、ホルモン値を参考（39 件）になど、受け入れる子宮環境がよい状態であることが条件のようです。また、治療歴も関係し、凍結胚で妊娠しなかった場合や初めての体外受精 - 胚移植の場合には新鮮胚移植を選択することもあるようです。高年齢である、については、これまで培養しても胚盤胞に到達しない、または凍結できても融解後に胚が回復してこないなどがあり、体外環境よりも体内環境の方がよいと考えて新鮮胚で移植することもあるようです。

　凍結胚移植の場合は、全胚凍結を行う治療施設が 70 件、OHSS の心配がある（70 件）、子宮内膜の状態がよくない（17 件）などで移植に適さないと考えられるとき、また新鮮胚で妊娠しなかったなどの治療歴から凍結胚移植を行うようです。

　原則1個胚移植なので、当然、未移植胚については凍結をして、次の胚移植まで保存しますし、排卵誘発方法によっては新鮮胚移植に適さないので凍結するという考えもあります。それぞれ、その他のコメントからより詳しいことがわかりますので、ご覧ください。

　移植胚ついては、グレードの高いものから選んで移植するのが一般的だとわかります。しかし、グレードが低くても、移植するケースはあるようです。

　なかには、わかりやすい選択基準が欲しいにチェックする治療施設もあり、胚の評価ができても、それが妊娠につながるのかどうかとなると、もう少しわかりやすい、判断のつきやすい基準を、医療者ばかりでなく、患者も求めているのではないでしょうか。コメント欄にもありますが、AI を活用する場面も今後は増えていくのではないかと思います。

**受精から胚盤胞
までの胚の成長**　受精から胚の発育の様子をみてみましょう。
胚の細胞数が増え、胚盤胞になり、やがて透明帯から脱出し、着床していきます。

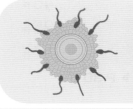

1 胚移植について

移植胚の種類と割合

回答数 109 件

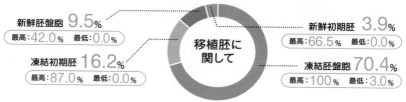

新鮮胚盤胞 9.5%　最高：42.0%　最低：0.0%

新鮮初期胚 3.9%　最高：66.5%　最低：0.0%

凍結初期胚 16.2%　最高：87.0%　最低：0.0%

移植胚に関して

凍結胚盤胞 70.4%　最高：100%　最低：3.0%

新鮮胚を移植するのはどのようなとき?

回答数 114 件

患者希望	63 件
OHSS の心配が少ないとき	60 件
子宮内膜の状態が良いとき	50 件
ホルモン値を参考に	39 件
凍結胚で妊娠しなかった	35 件
高年齢であるとき	35 件
前回凍結胚が得られなかった	27 件
ART 初回時	21 件
その他	11 件

その他
- 良好胚盤胞に育った時　ホルモン値、内膜・卵巣の状態等により決定
- 分割不良な時、胚個数1〜2個の時
- 胚の状態による
- 受精・分割胚が少なかった時
- 基本的に新鮮胚移植（内腔不良、OHSS などがあるときは全凍結）
- OHSS リスクがなければ原則
- E2 duo
- COS による ET への悪影響がないとき　　　　など

凍結胚を移植するときはどのようなとき?

回答数 122 件

全胚凍結	70 件
OHSS の心配があるとき	70 件
新鮮胚で妊娠しなかった	63 件
子宮内膜の状態が良くないとき	17 件
その他	10 件

その他
- 余剰胚が凍結可能な時
- ほとんど全胚凍結
- 胚の発育の遅延のあった時
- 二段階胚移植や SEET 法を実施するため
- 凍結可能な胚があるとき
- 子宮内環境が悪い時
- クロミフェン周期のとき
- 患者希望
- 以前の採卵時余剰胚を凍結保存してあるとき

移植胚の選択について

回答数 120 件

グレードの高いものから	118 件
低いグレードでも移植する	24 件
分かりやすい選択基準がほしい	2 件
その他	9 件

その他
- 妊娠予測確率に基づいて
- 独自の評価方法を用いて選択
- 当院のグレード別妊娠成績を参考にする
- 受精方法、受精の状態
- 患者選択
- 患者さんと相談
- 患者希望
- 医師が決定する
- AI の判断も参考にする

2 凍結融解胚移植の治療周期について

　凍結融解胚移植の治療方法として行っているのは、ホルモン補充周期（ホルモン補充をして子宮内膜を整え、内膜を黄体化した日から移植日を決定）が多く、次に自然周期（自然排卵を確認して移植日を決定）で、これら2つに比べて少なかったのが排卵誘発周期（排卵誘発剤を服用し排卵を確認して移植日を決定）でした。では、実際の実施率は？というと、ホルモン補充療法が圧倒的に多いことがわかりました。

3 移植胚の説明について

　移植胚の説明は、医師が37%、医師と培養士の両者が35%、培養士が26%でした。医師が移植の説明をし、培養士が胚の発育や凍結、融解の様子などを説明するという傾向が少しずつ増えてきているようです。

4 移植する胚の数について

　移植胚数は、原則1個胚とする施設が99%ですが、2個胚移植をする場合があるも93%と多くあることがわかります。ただ、なかには3個胚移植を行う場合がのあるという施設も11%あります。そうした複数胚移植をする際の理由については、年齢や治療歴によるという回答が多くありました。

5 多胎妊娠のリスクに関する説明について

　不妊治療の目的は、安全に妊娠して安全な出産へつなげることで、そのためには多胎妊娠を避けることも大切です。移植胚数が増えれば、多胎妊娠する確率も上がることから、その注意説明も重要で、この説明については99%が行っていると回答しています。患者年齢が上がり、複数胚移植することもありますが、年齢が上がれば妊娠中、出産時のリスクも上がることを知っておきましょう。

6 多胎妊娠時の周産期施設との連携について

　安全な妊娠・出産のためには、生殖医療と周産期医療との連携が大切です。一時、多胎が多く周産期医療を圧迫していた過去もありましたが、今では良いと回答する治療施設が多く安心です。

2

凍結融解
胚移植について

回答数 125 件

凍結融解胚移植で多く行っている周期は

ホルモン補充周期	**121** 件
自然周期	**100** 件
排卵誘発周期	**45** 件

一番多く行っているのは

90% ホルモン補充周期	**7**% 自然周期	**3**% 排卵誘発周期

3

移植胚の
説明に関して

回答数 125 件

移植胚の説明を多くしているのは

説明を行うのは

- 2% その他
- 26% 培養士
- 37% 医師
- 35% 医師と培養士

4

移植する胚の
数について

回答数グラフ中表記

移植胚数の現状

原則、1個としている 回答数 125 件
- 1% いいえ
- 99% はい

2個の場合がある 回答数 123 件
- 7% いいえ
- 93% はい

3個の場合がある 回答数 114 件
- 89% いいえ
- 11% はい

移植胚2個の場合の理由   回答数 109 件

年齢による	**97** 件
治療歴による	**93** 件
夫婦の希望	**53** 件
その他	**7** 件

胚のグレードがよくない時
2 回以上の反復不成功の方 など

移植胚を3個する場合の理由

- 夫婦の強い希望、反復不成功例
- 反復不成功の 40 才以上の患者様で多胎リスク等説明のうえ強い希望があった場合のみ
- 胚グレード不良、治療歴長い、高年齢のため
- 年齢、これまでの治療歴により
- 医師の許可がある場合

5

多胎妊娠の
リスクに関する
説明は

回答数 123 件

多胎児のリスク説明

リスクに関する説明
- 1% とくに行っていない
- 71% 行っている
- 28% 積極的に行っている

6

多胎妊娠時の
周産期施設との
連携は

回答数 115 件

周産期施設との連携

周産期施設との連携
- 1% 受け入れ先に困難
- 95% 良い
- 4% よくなっている（多胎減少によって）

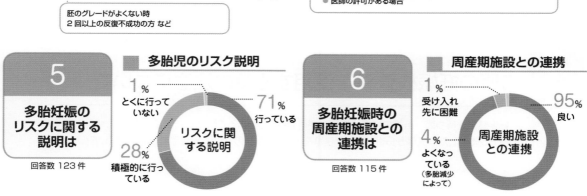

胚移植後の管理について

　胚移植後は期待が高まりますが、不安も募ります。ここでは胚移植後の安静時間から黄体管理、移植後の生活、妊娠判定まで見ていきましょう。

1 移植後の安静時間について

　胚移植は採卵と同じ手術室で行うところが多くありますが、手術ではありません。また、胚移植後の安静時間と妊娠率に相関性がないという発表から、最近では安静時間がない、または短時間になっています。アンケート結果でも、半数の治療施設でとくにないと回答しています。ジッとしていないと胚が落っこちてしまうのではないかと心配する人もいますが、胚移植後にすぐに動いても、その当日に歩いたり、電車に乗って帰ったりしても胚が落ちて子宮から流れ出ることはありません。

2 移植後の黄体管理方法について

　移植後は、黄体ホルモンを補充します。新鮮胚移植の場合は、排卵誘発剤により黄体ホルモンの分泌がお休みしているか、弱くなっています。また、凍結融解胚移植でもとくにホルモン補充周期だった場合には、黄体ホルモンの補充は欠かせません。このとき使用する黄体ホルモン剤は服薬が114件、腟坐薬が71件、注射が56件、貼付薬が53件でした。患者さんにとってあまり負担無く、ゆっくり過ごしてもらうためにも、移植後に通院せずに黄体補充ができるよう処方する施設が年々増えています。

3 移植後の生活について

　移植後の生活は、何かと心配です。やっていいことは？ やってはいけないことは？ とあれこれ気になりますが、具体的な説明については、看護師が説明している治療施設が83件、医師が59件でした。日々の生活や細かなことなど、看護師とのほうが患者は距離が近く、質問もしやすいことと思います。

4 市販の妊娠検査薬を使用する時の注意について

　妊娠結果を待つ間、市販の妊娠検査薬を使用することもあるでしょう。とくに注意していないとする施設が85％でした。医師から寄せられた注意を表記しましたので、妊娠判定までの参考にしてください。

1

移植後の安静
時間について

回答数 123 件

移植後の安静時間のようす

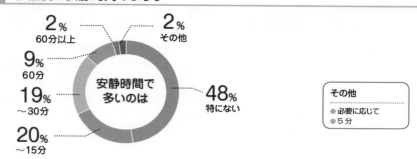

安静時間で
多いのは

2%
60分以上

2%
その他

9%
60分

19%
～30分

20%
～15分

48%
特にない

その他
- 必要に応じて
- 5分

2

移植後の
黄体管理方法

回答数 120 件

移植後の黄体管理に使う薬剤

服薬	114 件
腟坐薬	71 件
注射	56 件
貼付	53 件

3

移植後の生活に
ついての説明

回答数 121 件中

移植後の生活について説明する担当

看護師	83 件
医師	59 件
コーディネーター	23 件
培養士	5 件

4

市販の妊娠
検査薬を使用
するとき

回答数 117 件

市販妊娠検査薬の使用時の注意

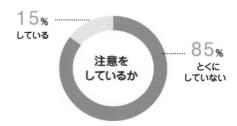

注意を
しているか

15%
している

85%
とくに
していない

注意内容
- 判定結果を病院へ連絡する事
- 妊娠判定は来院していただいております
- 当院で受診後行うため、自己判断しないよう説明
- 使用しないように説明している
- 事前の自己妊判はあまり意味がないことを伝えている
- 必ず来院して採血している
- 使用しないように指示
- 必ず来院して血液検査をしている。ある程度日数おいてから検査
- 4週以降に数回行う

5 妊娠判定までのトラブルと対応について

移植から妊娠判定までに何らかのトラブルや容態が悪くなったときには、とにかく連絡しましょう。治療施設でも、トラブルについては連絡してもらうようにしているところが 112 件でした。実際に起こったトラブルには、出血、腹痛などの症状や薬の飲み忘れや間違いなどもあるようです。

心配な症状や処方に関して困ったことかがあったら自分だけで判断せずに、治療施設に連絡をしましょう。

 ## 妊娠判定への予備知識

妊娠判定は、血液検査や尿検査で行われ、血液検査では血中 HCG 値から判断をします。

血中 HCG の参考値

妊娠 4 週	20 〜	500
妊娠 5 週	500 〜	5,000
妊娠 4 週	3,000 〜	19,000

（単位 mIU/ml）

尿中から 50mIU/ml 以上の HCG が検出されれば、尿検査でも妊娠反応が陽性か陰性かがわかります。

病院で妊娠判定を行う以前に市販の妊娠検査薬で調べることもできますが、異所性妊娠（子宮以外の場所での妊娠）などもあるので、なるべく病院での判定まで待ちましょう。

赤ちゃん（胎児）の成長

子宮・鶏卵大

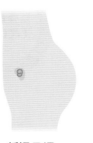

妊娠 7 週

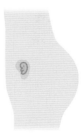

妊娠 15 週

5
妊娠判定までの
トラブルと対応

回答数 122 件

妊娠判定までのトラブル時の対応

連絡してもらう	112 件
早めの受診	40 件
内容に応じて病院を紹介	2 件

実際にあったトラブル内容

- 出血（多数）
- 腹痛（複数）
- 薬剤の間違い、破損
- 薬剤の服用忘れ、間違い
- 妊娠判定日に自身で検査し、受診しないケース有
- 出血を生理と思い投薬を中止してしまった
- OHSS によるお腹のはり
- BBT の上りが悪い
- 腹痛、OHSS 傾向など
- 発熱（骨盤腹膜炎）

妊娠判定が陽性だった場合

妊娠判定が陽性だった場合、妊娠5週目あたりで胎嚢が確認でき、妊娠6週目あたりで心拍が確認できるようになれば一安心です。妊婦健診を必ず受け、赤ちゃんが生まれてくる準備を始めましょう。産院選びは、重要な準備です。どこで産むか、産みたいかを不妊治療をする今から探しておきましょう。

妊娠判定が陽性で、胎嚢や心拍も確認でき臨床的妊娠と判断ができたのに、流産になってしまった場合は、卵子や胚の質の問題から起こるケースもあれば、不育症が疑われるケースもあります。

これについては、流産胎児の染色体検査をしてみることで、よりわかりやすくなるでしょう。流産胎児に染色体異常がなければ、不育症である可能性もあります。その場合には、不育症検査を行ってから、次回の体外受精治療周期を検討するといいでしょう。

妊娠判定が陰性だった場合

妊娠判定が陰性だった場合、月経が訪れて治療周期が終わります。月経がなかなか訪れない場合には、一度病院に問い合わせてみましょう。

胚移植をする際には、移植に適したホルモン環境かどうか、子宮内環境かどうかを診て、胚のグレードも見ます。例えば、採卵周期に新鮮胚移植をした場合、排卵誘発をした関係で着床に適さないこともあります。

それもホルモン環境や子宮内膜の厚さなどから見ますが、それらの条件が揃っていても着床するとは限りません。

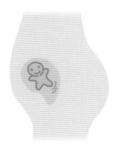

妊娠 27 週

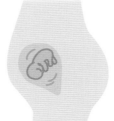

妊娠 31 週

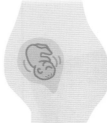

妊娠 35 週

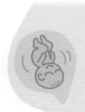

妊娠 40 週

妊娠判定について

　移植後、妊娠判定までは待ち遠しいものです。中には、市販の検査薬で結果を早めに知ろうとする人もいることでしょう。しかし、陽性反応がでてもその妊娠が正常妊娠であるかどうかの診断が必要です。万が一異常妊娠（子宮外妊娠や胞状奇胎など）であれば、処置が必要になることもあります。また生化学妊娠（化学流産）などのケースもありますから、受診して医師にしっかり判定をしてもらうようにしましょう。

1　妊娠判定について

　妊娠判定よりも先に市販の妊娠検査薬で調べる人もいますが、治療施設で妊娠判定をする場合には、平均で初期胚移植は移植日から12日以降、胚盤胞移植は移植日から10日以降に検査をします。
　検査方法は、血液検査のみが59％、尿検査のみが30％、血液検査も尿検査も行うが21％でした。
　血液検査の場合、hCG値がわかり、その後の妊娠継続の可能性もある程度判断ができます。尿検査は、陽性か陰性かを診ることができます。
　このような妊娠反応のことを生化学妊娠といいますが、この時点では妊娠は成立していません。妊娠成立は、胎嚢が確認できる臨床的妊娠のことをいいます。
　胚移植後には黄体補充を行うことが多く、その薬の種類によっては実際の妊娠に関係なく陽性反応がでることもあるため、市販の検査薬を使用する場合には注意し、できれば妊娠判定は医師に任せ、判定日までゆっくりとした気持ちで過ごしましょう。

2　妊娠判定後について

　妊娠判定後の診察についても、アンケートをしました。
　妊娠判定が陽性の場合、判定日から7日後に診察することが多いようです。妊娠判定日が、妊娠4週程度と考えるとそれから7日後は妊娠5週頃で、胎嚢が確認できる頃になります。
　妊娠判定日が、胚移植日から14日以上あけていれば、妊娠判定日に胎嚢が確認できるかもしれません。
　妊娠後は、妊娠8週まで診察するが22％、妊娠9週までが28％、妊娠10週までが21％となっています。それ以降は、産科での妊婦健診になり、多くの場合転院が必要になります。
　また胎児心拍がエコー検査で確認できはじめるのが妊娠6週くらいで、妊娠8週頃には確実に確認できるようになります。初期流産が起こりやすい妊娠9～10週が過ぎ、妊娠12週もクリアできたら一安心です。一般的には、心拍が確認できる妊娠8週頃～12週目頃に母子手帳をもらうようにいわれますが、体外受精での妊娠でも、とくに変わりありません。
　そして、妊娠判定が陰性だった場合、ほとんどの治療施設で次の周期まで診察はないようです。

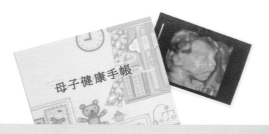

1

妊娠判定について

胚移植からの日数
回答数 107 件

平均
12.6日
初期胚移植の
妊娠判定日

移植日から 9 ～ 17 日

平均
10.5日
胚盤胞移植の
妊娠判定日

移植日から 6 ～ 15 日

妊娠の判定方法
回答数 122 件

21% 両方

30% 尿検査

院内での
判定方法

59% 血液検査

日数分布
回答数 107 件

初期胚
胚盤胞

（日: 17, 16, 15, 14, 13, 12, 11, 10, 9, 8, 7, 6）
（軸: 0, 10, 20, 30, 40, 50）

2

妊娠判定後について

陽性の場合
回答数 117 件

[妊娠判定後の診察]

3% 当日 ｜ **9**% 1～6日後 ｜ **73**% 7日後 ｜ **15**% 8日後以降

[妊娠中の診察]

22% ～8週まで ｜ **28**% ～9週まで ｜ **21**% ～10週まで ｜ **4**% ～11週まで ｜ **8**% ～12週まで ｜ **17**% 12週以上

注意していること

- 子宮外妊娠の可能性（多数）
- 陽性の場合、子宮内に胎のうが確認できるか注意している
- 合併症や既往症（歴）の情報共有
- 出血があれば、早めの受診
- 異常時の連絡、産科との連携

- ホルモン補充の継続
- 処方薬を自己判断で中断しないこと
  判定陰性の場合でも妊娠している場合もあることを説明
  妊娠初期の異常時の対応について
- 安静を保つように指導すること

- 流産の症状を説明し、当てはまれば電話するよう患者説明する
- 患者の状況によっては基幹病院への紹介をためらわない
- 必ず来院してもらう

など

陰性の場合
回答数 113 件

[妊娠判定後の診察]

1% 月経開始時

3% 当日 ｜ **4**% 1～6日後 ｜ **5**% 7日後 ｜ **4**% ～8日以降 ｜ **83**% 次周期までない

[陰性時の患者対応をするのは]

87% 医師 ｜ **63**% 看護師 ｜ **20**% カウンセラー ｜ **16**% 培養士 ｜ **14**% コーディネーター ｜ **3**% 特にない ｜ **3**% その他

希望があれば培養士が行う、院内に相談室がある、外来スタッフ、ケースバイケース

3 産科施設への転院について

　妊娠が成立したら、体外受精を受けた不妊治療施設（病・医院）を卒業し、出産に向けて産科へと転院します。このとき、不妊治療施設から産院紹介などはあるのでしょうか。この状況については、患者本人で選ぶという施設が 76 件、併設の産科がある施設が 56 件、紹介先があるが 23 件でした。

　大学病院などの大きな病院、また産科が併設されていたり姉妹クリニックがある治療施設も多く、そうした治療施設では 52.1％が産科も利用していると答えています。

　患者さん本人が決めることも多いようですので、地元の産科の評判やネットでリサーチしましょう。産科クリニックの中には、分娩予約が必要なところもあります。出産予定日で分娩予約をとりますので、とくに里帰り出産を希望する人は、体外受精治療周期中からリサーチを始めるといいでしょう。

　また、産科へ転院するときには 100％紹介状を書いているが回答 94 件中 85 件でした。体外受精だから妊娠経過が特に心配になるということはありませんが、大切な医療情報を引き継いでもらうことが目的の1つです。それは赤ちゃんを守るためでもあるので、紹介状をもらって転院をしましょう。

4 出産について

　体外受精を実施する施設では、患者さんが産科へ転院後、妊娠経過や出産の状況をどのように把握しているのでしょう？ いろいろな例をあげて調べた結果をみていきましょう。

　回答 120 件中 97 施設で無事に出産したかを確認していました。患者さん自身からハガキなどで知らせをもらっている治療施設も 89 件ありました。その他のコメントにもあるように、ハガキが来ない場合には電話で確認をしたり、産院より出産データを知らせてもらったりと、なんらかの方法で出産を確認しているようです。

　また、産院のドクターとは連絡可能であるとする施設が 81 件あることがわかりました。

　これらの結果から、体外受精で出産に至ったケースは病院間で情報が共有され、連携があることが伺えます。体外受精は、妊娠がゴールではなく、その先の出産、育児へとつなげることが目的です。患者さん夫婦も無事に赤ちゃんが生まれれば、嬉しく幸せな気持ちになるでしょう。それとまた同じように治療施設の医師たちスタッフも患者さんが無事に出産したことは喜びでもあり、励みにもなるとよく聞きます。そして、こうした情報の共有、連携が体外受精での発展と次の世代へ命をつないでいくことにつながっていきます。

　ただ、知らせは良い知らせばかりとは限りません。妊娠合併症やトラブルなどが報告されることもあり、また出生児がトラブルや病気を抱えることもあります。

　妊娠合併症については、自然妊娠よりも若干多いと聞くこともありますが、その理由として母体年齢が自然妊娠に比べて高いことがあげられるようです。生まれた子どもの先天性疾患についても、母体年齢の高さからダウン症（21 トリソミー）は自然妊娠よりも多いかもしれません。

　ただ、妊娠の方法がどうであれ、妊娠合併症や赤ちゃんの障害、病気などは起こる可能性があります。どのようなリスクがあるかを知り、それらを予防するよう、今から心がけたいものです。中には予防できないことがあることも心得ておきましょう。

3

産科施設への転院について

産科施設への転院

回答数 121 件

産院は本人が選ぶ	**76** 件
分娩施設を併設している	**56** 件
紹介先がある	**23** 件

52.1%
自院でのART
妊娠者の利用率

併設している
56 件での利用率

全体の何パーセントに書いているか

回答数 94 件

100%	**85** 件
99%	**1** 件
90%	**1** 件
70%	**1** 件
60%	
50%	**3** 件
40%	
5%	**1** 件
	1 件

4

出産について

回答数 120 件

出産について

無事出産したかを確認している	**97** 件
出産の有無は出産後にハガキなどで知らせてもらっている	**89** 件
産院のドクターとは連絡可能である	**81** 件
その他	**7** 件

その他

- ● ハガキが来ない場合は電話で確認
- ● 電話で出産を確認している
- ● 赤ちゃんを連れて採卵に来る人が半分近くいる
- ● 出産病院への紹介状に出産報告書を同封している
- ● 出産後 TEL で連絡をもらっている
- ● 産院より出産データを知らせてもらっている
- ● 異常時は産科より報告書が届く

ハイリスクの症例	● 癒着胎盤 ● 妊娠高血圧症（PIH） ● 妊娠糖尿病 ● 前置胎盤 ● 分娩時出血 ● 脳動脈瘤術後の高血圧症 ● 妊娠浮腫 ● 年齢 ● 胎盤位置異常 ● 低置胎盤 ● 胎盤遺残 ● 弛緩出血 ● 早産 ● 絨毛膜羊膜炎の為早産 ● 血小板減少 ● HELLP 症候群 ● 高齢妊婦によく見られる合併症（妊娠高血圧症候群、妊娠糖尿病、子宮筋腫など）
先天性疾患の例	● ダウン症（21 トリソミー） ● 心疾患 ● 心室中隔欠損症 ● 心奇形 ● 多指合指 ● 口唇口蓋裂 ● 鎖肛 ● 先天性水腎症 ● 染色体異常 ● 僧帽弁閉鎖不全症 ● 先天性肥厚性幽門狭窄 ● 18トリソミー ● 多発奇形等 ● 胎児脳漿欠損 ● 胎児脳室拡大 ● ターナー症候群 ● 前置胎盤 ● 臍ヘルニア ● 唇顎口蓋裂 ● クリッペル・ファイル症候群 ● プラダー・ウィリー症候群 ● 重症妊娠高血圧賢症 ● 癒着胎盤による子宮全摘 ● ファロー四徴症 ● 一般奇形率と変化なし

実施状況について

　体外受精は、子どもを授かるための1つの方法です。この治療を受ける夫婦の背景はさまざまですが、社会での認知も進み、年々、体外受精を受ける夫婦も増えています。その実施状況などを見てみましょう。

1 体外受精の実施数について

　今回のアンケートは、全国に約600件ある体外受精実施施設を対象として送付し、125件から回答が寄せられました。そのうち年間治療周期数の有効回答数は111件で、実施状況をみると、総採卵件数が57,344件、1施設あたり平均は517件でした。総胚移植件数は、57,179件で、1施設あたり平均が515件でした。

　通常媒精（C-IVF）と顕微授精（ICSI）の割合は、37%と63%で顕微授精の方が倍近く多いことがわかりました。つぎに妊娠した人を年代別に見ると30代後半（35〜39歳）が41%と多く、生産（生きた赤ちゃんが生まれること）についても30代後半が42%と多いことから、体外受精を受ける人の年齢層も30代後半が多いと推察できます。

　また、胚移植件数（57,179件）に対し凍結融解胚移植の割合は86.4%でした。胚の凍結技術が上がり、培養技術の向上やタイムラプス型インキュベーターの登場により胚盤胞到達率が上がってきています。凍結融解胚移植は、着床に適した子宮環境をつくりやすく、着床に対して胚と子宮内膜のタイミングを合わせることができるため、妊娠率が向上しています。最近では、着床の窓の検査、子宮内フローラの検査、慢性子宮内膜炎の検査など凍結融解胚移植のオプションも増えたことで、また少しずつ妊娠率が向上しているという声も聞きます。

2 体外受精を受けた患者の年齢

　妊娠数の年代別割合で30代後半が多いと報告しましたが、それぞれの治療施設の患者さんの平均年齢についても30代後半が86%を占めることがわかりました。38歳が33%、37歳が26%、39歳17%と、どこの治療施設も患者平均年齢が高いことがわかります。なかには、40歳、40歳以上と回答する治療施設もありました。そこで、患者さんの最高年齢と最高出産年齢も合わせて聞いたところ、患者さんの最高年齢は40〜54歳と分布は広く、47、48歳が多いようです。出産年齢はというと38〜49歳と分布が広がりますが、採卵した年齢はもっと若かったという人が多いのではないかと思います。

　43歳あたりが、採卵した卵子での妊娠の限界に近く、その後は凍結していた卵子での妊娠例が多くなるようで、採卵した年齢が若ければ若いほど妊娠の期待値が上がるようです。

　次に一般不妊治療と体外受精診療の割合です。この項目への回答は少なく72施設で、体外受精と一般不妊治療との割合は平均でほぼ半々、患者さんの割合も同様に半々です。ただ、妊娠の割合に関しては体外受精が上回っていることがわかります。一般不妊治療では、受精は起こるものとして治療が進められますが、体外受精の場合は受精の確認、胚の発育の確認などできることが多くなります。不妊原因がなかなか特定できない、また年齢が不妊原因となる場合なども体外受精は有効です。赤ちゃんを授かる方法の1つとして体外受精が定着してきたといえるでしょう。

1 体外受精の実施数など

年間の治療周期数

回答数 111 件

	採卵件数	胚移植件数
総数	57,344 件	57,179 件
平均	517 件	515 件

年間の体外受精実施状況

回答数グラフ中表記

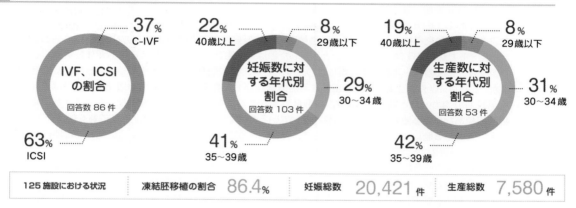

IVF、ICSI の割合 回答数 86 件
37% C-IVF
63% ICSI

妊娠数に対する年代別割合 回答数 103 件
22% 40歳以上
8% 29歳以下
29% 30〜34歳
41% 35〜39歳

生産数に対する年代別割合 回答数 53 件
19% 40歳以上
8% 29歳以下
31% 30〜34歳
42% 35〜39歳

| 125 施設における状況 | 凍結胚移植の割合 86.4% | 妊娠総数 20,421 件 | 生産総数 7,580 件 |

2 体外受精を受けた患者の平均年齢

回答数 113 件

患者平均年齢

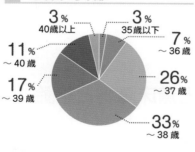

3% 40歳以上
3% 35歳以下
7% 〜36歳
26% 〜37歳
33% 〜38歳
17% 〜39歳
11% 〜40歳

実施患者の最高齢と最高出産年齢

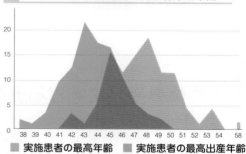

■ 実施患者の最高年齢　■ 実施患者の最高出産年齢

一般不妊治療と体外受精診療の割合

回答数 72 件

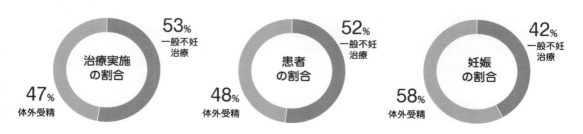

治療実施の割合
53% 一般不妊治療
47% 体外受精

患者の割合
52% 一般不妊治療
48% 体外受精

妊娠の割合
42% 一般不妊治療
58% 体外受精

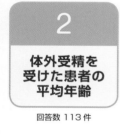

3 双胎妊娠や流産などについて

　体外受精では、移植胚数は原則1個です。これは多胎を避けるためですが、着床しないことが続いたり、年齢が高い場合2個を戻すことが認められています。ただし、複数胚を戻すことは、同時に多胎の可能性が高まるということになります。この多胎妊娠に関すること、また初期妊娠のトラブルとして多い流産についてみてみましょう。

　単一胚移植でも双胎になる可能性はありますが、それは大変低い確率で、一卵性双胎になるはずです。複数胚移植になれば双胎妊娠の確率は上がり、二卵性双胎であることがほとんどですが、なかには3胎以上の妊娠が起こることもあります。ではそれぞれの治療施設でそうした妊娠が起こったことがあるかを尋ねたところ、単一胚移植での双胎妊娠はないと回答したのが46件で、1件あったと回答したのは16件、2件あったと回答したのは21件でした。単一胚移植でも双体妊娠は起こりますが、多くのケースで単体妊娠になります。では、複数胚移植で多胎妊娠が起こった件数はというと、これは10件以上起こったと回答する治療施設が65件ありました。3胎以上については少なく101件がなかったと答えています。複数胚移植をすれば多胎妊娠をする確率は上がりますが、複数胚移植あたりの多胎妊娠の発生頻度を聞いているわけではないので、参考としてご覧ください。

　また双胎や3胎以上の妊娠が起こった時、母体によっては妊娠継続が難しく命に関わる可能性が高いなどの理由から減胎を考えなくてはならないことがあるかもしれません。この時、減胎手術については自院で行うが38%、他院で行ってもらう62%でした。減胎手術については、母体保護法指定医のもとで受けましょう。

　流産の起こる頻度については、一般不妊治療時と変わらない、一般妊娠時より多いとの間に特に差はありません。早産については、一般妊娠と変わらないという回答が多くありました。流産についても、早産についても一般妊娠よりも夫婦の年齢が高いことが理由の1つにあるようです。ですから、体外受精だから流産が多い、早産が多いということではないようです。

4 体外受精における流産と着床障害と年齢

　では、流産はどのくらい起こっているのでしょう。流産が起こる頻度は平均22%でしたが、起こる頻度については最少が0%で、最高が52%でした。流産になった場合の処理は自院で対応している治療施設が90%（自院と自院＋他院）で、体外受精治療を受けたところで、ほぼ流産処置も受けることができます。調査結果では、流産は40代が圧倒的に起こりやすいのに対し、着床障害はどの年代でも起きているという回答が半数以上になり、平均は17%でした。特に年齢が高くなって起こる流産や着床障害は、胚の染色体の数的異常が主な要因としてあげられると思いますが、胚の染色体の数的異常ばかりが要因とは限らないことが、どの年代でも起こっていると考えられます。最近では、着床障害を子宮側から考えた検査や治療方法が注目され、また再生医療も導入されはじめています。

3

移植胚数と妊娠
体外受精での
流産・早産

回答数グラフ中表記

移植胚数と多胎の状況

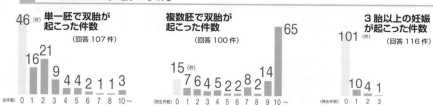

単一胚で双胎が起こった件数
（回答 107 件）

生件数) 46 (件) 16 21 9 4 4 2 1 1 3
0 1 2 3 4 5 6 7 8 10〜

複数胚で双胎が起こった件数
（回答 100 件）

発生件数) 15 (件) 7 6 4 5 2 2 8 2 14 65
0 1 2 3 4 5 6 7 8 9 10〜

3胎以上の妊娠が起こった件数
（回答 116 件）

発生件数) 101 (件) 10 4 1
0 1 2 3

減胎手術を行うのは

回答数 68 件

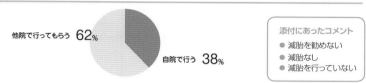

他院で行ってもらう **62**%

自院で行う **38**%

添付にあったコメント
● 減胎を勧めない
● 減胎なし
● 減胎を行っていない

体外受精と一般妊娠の流産・早産率を比べて

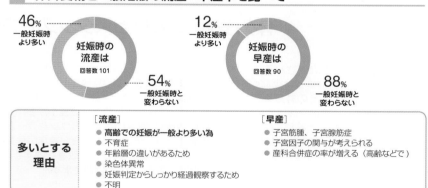

46%
一般妊娠時
より多い

妊娠時の
流産は
回答数 101

54%
一般妊娠時と
変わらない

12%
一般妊娠時
より多い

妊娠時の
早産は
回答数 90

88%
一般妊娠時と
変わらない

多いとする理由	［流産］ ● 高齢での妊娠が一般より多い為 ● 不育症 ● 年齢層の違いがあるため ● 染色体異常 ● 妊娠判定からしっかり経過観察するため ● 不明	［早産］ ● 子宮筋腫、子宮腺筋症 ● 子宮因子の関与が考えられる ● 産科合併症の率が増える（高齢などで）

4

体外受精に
おける流産と
着床障害と年齢

流産と年齢の関係、そして流産率

回答数 113 件

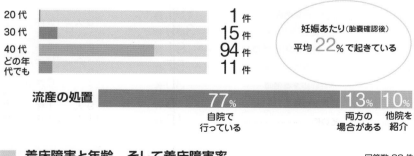

20 代	**1** 件
30 代	**15** 件
40 代	**94** 件
どの年代でも	**11** 件

妊娠あたり（胎嚢確認後）
平均 **22**% で起きている

流産の処置

77%
自院で
行っている

13%
両方の
場合がある

10%
他院を
紹介

着床障害と年齢、そして着床障害率

回答数 80 件

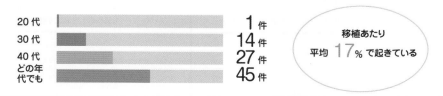

20 代	**1** 件
30 代	**14** 件
40 代	**27** 件
どの年代でも	**45** 件

移植あたり
平均 **17**% で起きている

5 もっと早くに体外受精を受けていれば！

　体外受精は1回で必ず妊娠する治療ではありません。一般的にも胚移植あたりの妊娠率は約30％といわれていますので、約3回くらいまで治療を受けてみていただきたいと話す医師もいます。しかし実際には、3回以上治療を繰り返す夫婦もいて、取材に伺うと「もっと早く治療を開始してくれていたら…」ともらす医師も少なくありません。そこで、「もっと早くに体外受精を受けていてくれたら妊娠・出産したのでは？と思われる患者さんは、何割くらいいますか？」と尋ねてみました。その結果にはバラツキがありますが、5割以下が70％でした。
　治療法や医療技術の向上、新しい検査や治療方法の導入、医療機器や培養液の向上などもあり、予想したよりも「もっと早くに！」という声が少なかったと感じています。

体外受精に関わるスタッフについて

　体外受精にたずさわるスタッフは、チームワークが必要といわれ、チームワークの良さを自負する体外受精実施施設は少なくありません。また、スタッフの職種ごとに諸学会による認定資格制度もありますが、その有無や評価については課題を残す部分もあるようです。このような状況から参考となるよう設問を設けて調べたところ、資格の保有は専門医、培養士が多いことが分かります。
　とくに必要と感じている認定資格は、生殖医療専門医で、カウンセラーと不妊症認定看護師との回答も少なくありません。管理胚培養士とコーディネーターも大差ない件数ですが、全体として、それぞれの件数の分母となる人数にも違いがあります。また、改善を要する資格制度に培養士と専門医が多いことも、今後の課題として現状にあることがうかがえます。

1 スタッフの認定資格保有状況について

生殖医療専門医	191件
胚培養士	349件
認定臨床エンブリオロジスト	91件
生殖医療コーディネーター	57件
不妊症認定看護師	30件
管理胚培養士	5件
その他	19件

人数	件数
0人※	15件
1人	43件
2人	20件
3人	10件
4人	4件
5人	6件
6人	2件
9人	1件
11人	1件

◀生殖医療専門医の施設ごとの人数を左表に参考表示しました。※認定資格がなくても診療はできますし、もちろん専門的な治療を受けることができます。
同様に、スタッフそれぞれをみていくと施設ごとの特徴が見えてきます。

その他
不妊カウンセラー，生殖心理カウンセラー，体外受精コーディネーター，公認心理師，生殖医療相談士　など

5 治療を諦めたり転院する人の割合

どのくらいの患者さんが治療を諦めたり転院しているのでしょう

回答数 101 件

最多　約3割　の **26** 施設
2位　約5割　の **21** 施設
3位　約2割　の **15** 施設

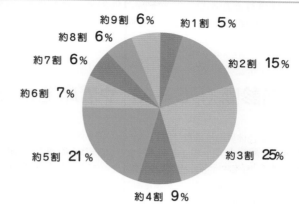

約9割 **6**%　約1割 **5**%
約8割 **6**%
約7割 **6**%
約6割 **7**%
約2割 **15**%
約3割 **25**%
約5割 **21**%
約4割 **9**%

---

2 認定資格について

特に必要と感じる認定資格は　（回答 104 件）

生殖医療専門医	**89** 件
カウンセラー	**48** 件
不妊症認定看護師	**40** 件
管理胚培養士	**37** 件
コーディネーター	**32** 件

改善が必要に思う資格制度は　（回答 43 件）

胚培養士	**28** 件
専門医	**16** 件
カウンセラー	**8** 件
コーディネーター	**6** 件

理由

資格認定要件が統一されていない。資格がとりにくい。国家資格にすべき。資格を持っているものの、技能知識、実務能力に欠ける医師が多いと感じる。複数の学会で認定資格があり、複雑である。資格が一本化されない。など

体外受精担当責任者がスタッフに望むこと

- 論理感、責任感、協調性、向上心
- プロとしての協調性、責任感、向上心、誠実さ
- 日々是精進
- 培養室業務は慣れるうちに単純作業と感じるようになるが、「命」を扱っていることを忘れずに緊張感を持ってもらいたい
- 胚や卵子・精子の向こう側にいる患者様の気持ちに寄り添うことのできるスタッフ

- 長く勤務してもらいたい
- 当院独自の研修をクリアし、スタッフ全員が同等の知識及びテクニックを修得すること
- 個人の知識や技術を磨くと共に教育や指導にも力を入れることあたり
- 十分によくやってくれている。今の状況を継続していってほしい
- 正確な手技と管理能力

その他

体外受精には、海外で実施されていて、日本でも今後の進展に期待がかかる診断や検査などがあります。夫婦以外の第三者が関わる体外受精の話題や保険適応化についての結果も合わせて見ていきましょう。

1 着床前診断（PGT-A）や着床能検査について

　着床前胚染色体異数性検査（PGT-A）は、日本産科婦人科学会の臨床研究参加施設で受けることができ、臨床研究は 2021 年 12 月末日までの胚移植が対象になります。PGT-A を実施している施設は 23% でした。臨床研究後、どのように導入されていくのか、正式な発表を待つばかりです。
　着床能検査は、反復着床不成功者に有効とされるもので、着床の窓の時期の検査で、67% の施設で実施しています。子宮マイクロバイオーム（子宮内フローラ）は59%、感染性慢性子宮内膜炎は 75% の実施率でした。実施率は、年々増加する傾向にあります。

2 第三者が関わる体外受精で必要に思うものは？

　デリケートな内容のためか回答数は少ないものの、ドナー卵子、ドナー精子、ドナー受精卵、代理出産に対する回答が得られました。結果は明白で、ドナー卵子、ドナー精子は必要と思う治療施設（医師）は多く、受精卵＝胚の提供と代理出産に関して必要と思う医師が少ないことが分かります。

3 精子提供ボランティアについて

　精子提供を個人がボランティアで行い、自分の精子で産まれている子がこの世に数十人いると発表する男性もいるようです。AID では、提供精子は凍結保存されますが、それは精子提供者の HIV 感染がなく安全な精子であることを確認するためです。精子提供者が、「HIV 感染していません」という検査票があっても、それは検査を受けた日までのことでしかありません。それ以降に感染していれば、精子は安全ではないのです。結果は、賛成も反対も大きな差はなく、どちらとも言えないが 65% でした。「自己責任で…」というしかないのかもしれません。ただ、精液を扱う医療者の健康は守られなければなりません。

4 保険適用化について

　不妊治療と体外受精にわけて質問をしましたが、不妊治療としての保険適用化には賛成者が半数近く（43%）でした。しかし、体外受精となると、賛成は 16% へと減り、どちらとも言えないが 47% で、助成金の拡充でよいとする施設が 28% でした。2022年4月から不妊治療、体外受精の保険適用化が始まりますが、今行われている治療の全てが保険適用の対象になるわけではないことも知っておきましょう。

1

**着床前診断と
着床能検査の
実施について**

回答数グラフ中表記

着床関連の検査や治療の実施率

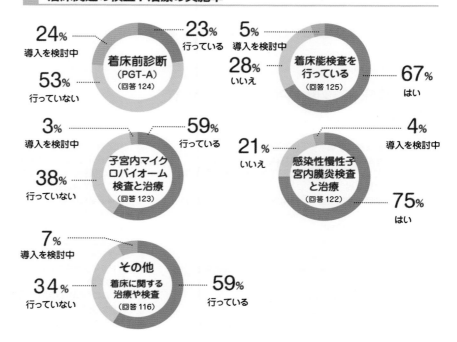

**着床前診断
（PGT-A）**
（回答 124）
- 23% 行っている
- 24% 導入を検討中
- 53% 行っていない

**着床能検査を
行っている**
（回答 125）
- 5% 導入を検討中
- 28% いいえ
- 67% はい

**子宮内マイク
ロバイオーム
検査と治療**
（回答 123）
- 59% 行っている
- 3% 導入を検討中
- 38% 行っていない

**感染性慢性子
宮内膜炎検査
と治療**
（回答 122）
- 4% 導入を検討中
- 21% いいえ
- 75% はい

その他
着床に関する
治療や検査
（回答 116）
- 59% 行っている
- 7% 導入を検討中
- 34% 行っていない

2

**第三者が関わる
体外受精で必要
に思うもの**

回答数 64件

卵子提供、精子提供、受精卵提供、代理母で必要に思うもの

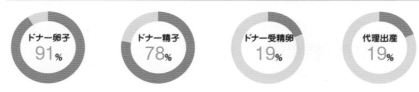

- ドナー卵子 **91%**
- ドナー精子 **78%**
- ドナー受精卵 **19%**
- 代理出産 **19%**

3

**精子提供
について**

回答数 120件

精子提供がボランティアとして行われていることに関して

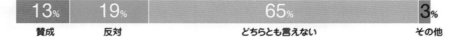

| 13% 賛成 | 19% 反対 | 65% どちらとも言えない | 3% その他 |

4

**保険適用化
について**

回答数 123件

不妊治療の保険適用化について

| 43% 賛成 | 10% 反対 | 47% どちらとも言えない |

体外受精の保険適用化について

| 16% 賛成 | 15% 反対 | 47% どちらとも言えない | 28% 助成金の拡充がよい |

寄せられた意見

寄せられたご意見を加筆なく掲載致しましたので、参考にご覧ください。

着床前診断（PGT-A）について

- 胚生検で妊娠率を下げる可能性あり
- 余計なことをする必要はない
- モザイクに対する対応が不明確のため現段階では次期早尚
- 頻回の着床不全や、初期流産例に対してなど臨機応変に
- 費用の問題あり
- 微妙、必要と考えているが現状対応できない
- 年齢、症例による
- 日産婦（日本産科婦人科学会）が臨床研究を行っている
- 難治性不妊において必要
- 特に不育症患者さんには有効と考えます
- 当院では行っていないが、患者の希望に添いたいと思う
- 希望者には行っている

- 女性患者の高齢化
- 症例を限定すれば有用な選択肢と思われるが、モザイクの問題など丁寧に説明する必要があると思う
- 症例によっては必要。ただし全てには不要
- 今後は必要になると思う
- 高齢患者に無駄な胚移植を実施しないため必要
- 高齢かつ4～5個以上の胚が獲得できる場合に適応となると考える
- ケースバイケースにより必要
- ガイドラインや法の整備が必要
- 今後の課題
- PGT-A については現在考慮中
- 38 歳以上
- 100％ の診断ではない、胚のダメージの可能性あり

着床能検査について

- 有用な検査と思う。実際に移植日を補正して妊娠例もあり
- 有用ではあるがもう少し安価だと良いと強く感じる
- 本当に妊娠率が上昇するのかまだわからないような反復着床不全患者に施行している
- ずれの頻度は深刻なものではないが相当数いる
- コストが高い

- 患者がインターネットを見て希望するが有用性不明
- 開始したばかりで特になし
- HRT で実施しないといけないから、（当院は 70％ が自然排卵で ET）
- gold standard かどうかはまだ不明と考えている
- ERPeak 検査導入済み

2022 年4月から、不妊治療は、公的医療保険が適用化される予定です。

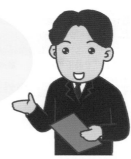

保険適用化について

●まだ本当の意味で患者さんにとって有益かどうか確定していない PGT-A、マイクロバイオーム、慢性子宮内膜炎検査・治療を高額な自費診療で提供している現状をとても危惧しております。 ●反復不成功は双方にとってとてもつらいものですが、日本では本来研究的検査・治療があたかも最先端検査・治療でやっているかのようにメディアなど通じて発信されているのをみるにつけ、患者さんがとてもかわいそうになります。 ●ICSI が多すぎる、AHA が多すぎる等今の ART の現場は大きな問題をかかえていると思いますが、表立って議論がなされていない現状をもって真剣にとらえる必要があるのではないでしょうか? 貴誌もそこをもっと掘り下げていけば、本当の意味で患者さん側に立つことになると思います。 ●保険によって治療の標準化ができる。混合診療を認めて、標準治療以外は自費オプションにすればいいと思う。 ●保険適用化により患者さんの負担が減り、不妊治療の開口が広がるのはよいことだと思われるが、一律の金額になると各施設のコストダウン (培養液など) により成績が低下するおそれがあるのではないかと心配している。 ●混合診療を解禁し、保険の部分と自費でオプションの部分 (例 タイムラプスを使う、高い培養液を使うなど…) があってもよいのではないかと考える。 ●保険適用にするためにはガイドラインが必要と思うが、今の状況で作成できると思えないのだが…。 ●歯科治療のように、混合診療を認めるのが現実的か? それにしてもガイドライン作成できるのだろうか? ●不妊治療に対する公のサポートは絶対に必要。ただし一律の保険適用は個別化が必要な不妊治療には無理があり、適切な治療をかえって妨げる可能性がある。助成金拡充が望ましい。 ●不妊治療・体外受精において法整備の面からも現状では第三者の介入は慎重に行うべきと考える。 ●体外受精の保険適用は、施設格差の大きさもあるのでどのように点数をつけるのか注視したい。 ●全国の体外受精にかかる費用は 20 ~ 80 万円と差があり、これを一本化し保険適用とすることは極めて難しい。 ●日本は採卵件数が多いが、採卵あたりの生産率は世界で最下位が続いている。これは妊娠率が低い自然周期採卵が原因と思われるため、イギリスと同様に自然周期による採卵の保険適用は賛成でき

ない。 ●助成金の拡充により8割前後補助をうけることができるようになった。この制度が継続できるのであれば保険適用にする必要はないと考える。 ●様々な問題点があり、1年で制度を整えるのはあまりに拙速。急いだためにかえって患者さんの不利に繋がらないか心配。きめ細やかな設計を望みます。 ●保険化された場合、こういうアンケートは公でやって欲しい。(やるべき) 一市販誌がやるべきでは無い。 ●混合診療を認めてほしい。 ●個々に妊娠できない理由が違うので保険診療の枠内で縛られると応用がやりづらい。 ●基本的には保険適用化は難しいと思うけれど、卵管閉鎖等 ART でないと妊娠できない疾患があれば適用もしないといけないと思う。 ●患者さんの高額治療費の負担を軽減する保険適用は基本的に賛成であるが、制度上の問題として、患者さんがそれぞれ必要な治療を個別的に進められる自由度を保って制度を運用することが肝要であると思う。その為、自費診療と保険診療の混合診療をある程度認める制度が必要であると考える。そうでなければ単に助成金の拡充が良いと考える。 ●今までの体外受精は様々な患者さんに対応し、好成績を維持してきました。これは個々の患者さんに合わせた方法を工夫し、妊娠へ持っていった為です。保険適用となると治療が一本化し、先進医療が困難となり、全体として成績が降下するのを懸念しております。ある程度自由な幅を持った医療を可能とする為、助成制度の継続をお願いしたいです。 ●IVF に関しては施設間の設備投資、人件費、成績など差が激しいため、保険適用は不可と考えます。先ずは一般不妊治療 (AIH) までが良いと考えます。 ●ART を保険適用した場合に、これまで行っていた患者毎に使用する物品、培養液、技術などを細かく変更したりしていたものが反映されるのか?制度設計するのであろう役人が ART の現場や技術、使用する物についてどこまで把握し、保険制度の中に反映させることができるのでしょうか? はなはだ疑問です。これまでのように自費だからこそできた新しい技術や物品の導入は、保険適用により一律のものに制限されてしまい不可能になるのではないのでしょうか。そのかわりに患者負担は全国一律になるのでしょうが、施設毎の技術レベルは反映されないことになります。

私たちのART施設　完全ガイド編

Information

体外受精実施施設を徹底紹介

本質を知って安心して治療に臨んでいただくためにも、ぜひご覧ください

今回、特別アンケートで回答のあった施設から、詳しく情報を公開いただける 10 施設をご紹介いたします。沢山のデータが掲載された誌面から、どのようなクリニックかを皆さんもよく知ることができるでしょう。

完全ガイドとしてデータ中心に徹底紹介していますので、ここにある 10 施設それぞれの特徴から体外受精実施施設の様子をつかみ、自身の治療に役立ててください。

完全ガイドで徹底施設紹介 / 協賛施設

※ 北から順の掲載

恵愛生殖医療医院 (埼玉)	松本レディース リプロダクションオフィス (東京)
西船橋こやまウィメンズクリニック (千葉)	山下湘南夢クリニック (神奈川)
麻布モンテアールレディースクリニック (東京)	佐久平エンゼルクリニック (長野)
クリニック ドゥ ランジュ (東京)	髙橋産婦人科 (岐阜)
峯レディースクリニック (東京)	オーク住吉産婦人科 (大阪)
明大前アートクリニック (東京)	レディースクリニック北浜 (大阪)

ピックアップ紹介施設の見方

[クリニック紹介ページ]

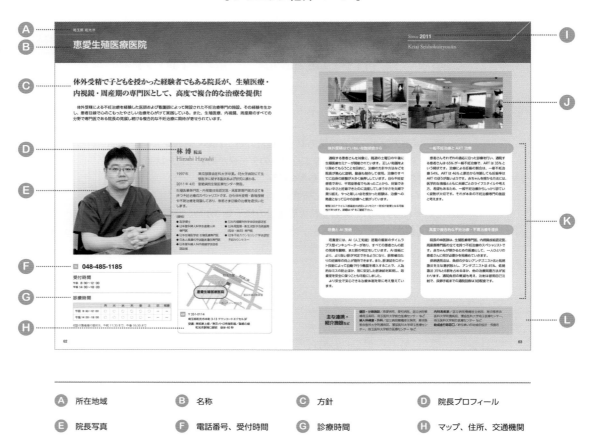

- **A** 所在地域
- **B** 名称
- **C** 方針
- **D** 院長プロフィール
- **E** 院長写真
- **F** 電話番号、受付時間
- **G** 診療時間
- **H** マップ、住所、交通機関
- **I** 開設年
- **J** 施設紹介写真
- **K** 治療の特徴
- **L** 主な連携施設など

○ アイコンの説明

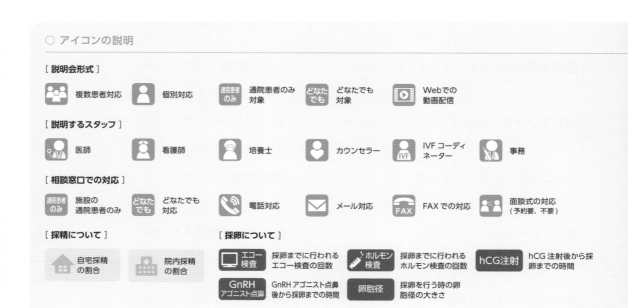

[説明会形式]

複数患者対応 / 個別対応 / 通院患者のみ対象 / どなたでも対象 / Webでの動画配信

[説明するスタッフ]

医師 / 看護師 / 培養士 / カウンセラー / IVF コーディネーター / 事務

[相談窓口での対応]

施設の通院患者のみ / どなたでも対応 / 電話対応 / メール対応 / FAX での対応 / 面談式の対応（予約要、不要）

[採精について]

自宅採精の割合 / 院内採精の割合

[採卵について]

エコー検査　採卵までに行われるエコー検査の回数 / ホルモン検査　採卵までに行われるホルモン検査の回数 / hCG注射　hCG 注射後から採卵までの時間 / GnRH アゴニスト点鼻　GnRH アゴニスト点鼻後から採卵までの時間 / 卵胞径　採卵を行う時の卵胞径の大きさ

［ クリニック詳細データページ ］

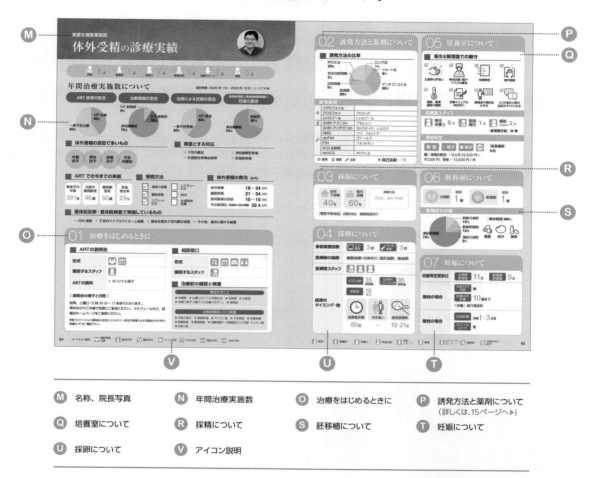

M	名称、院長写真	N	年間治療実施数	O	治療をはじめるときに	P	誘発方法と薬剤について（詳しくは、15ページへ ▶）
Q	培養室について	R	採精について	S	胚移植について		
U	採卵について	V	アイコン説明			T	妊娠について

○ 用語

[培養室について]

 胚 　胚の凍結保存を行う
 精子 　精子の凍結保存を行う
 卵子 　卵子の凍結保存を行う
 未婚 　未婚女性の卵子凍結保存を行う

[胚移植について]

注射	服薬	貼付	腟剤
黄体管理では注射を使用する	黄体管理では薬を服用する	黄体管理では貼り薬を使用する	黄体管理では腟坐薬を使用する

[採精方法について]

TESE	精巣にメスを入れ、精巣から直接精子を採取する方法
MD-TESE	精巣にメスを入れ、顕微鏡下で状態の良い、白くて太い精細管を選び採取します。
MESA	精巣にメスを入れ、精巣上体から細いガラスピペットで精子を採取します。（閉塞性の方に適応）
ReVSA	精管に細いカテーテルを留置し、精子を吸引する方法です。
PESA	精巣上体に針を差し入れて精子を吸引する方法です。（負担の少ない方法です）
前立腺	肛門より指を入れ、前立腺を刺激する方法です。（脊椎損傷の方に有効な場合あり）
電気	直腸内に電極をいれ、前立腺部を電気的に刺激し、射精を促す方法です。（通常は麻酔下で行う）

恵愛生殖医療医院

体外受精で子どもを授かった経験者でもある院長が、生殖医療・内視鏡・周産期の専門医として、高度で複合的な治療を提供!

　体外受精による不妊治療を経験した医師および看護師によって開設された不妊治療専門の施設。その経験を生かし、患者目線で心のこもったやさしい治療を心がけて実践している。また、生殖医療、内視鏡、周産期のすべての分野で専門医である院長の発展し続ける複合的な不妊治療に期待が寄せられています。

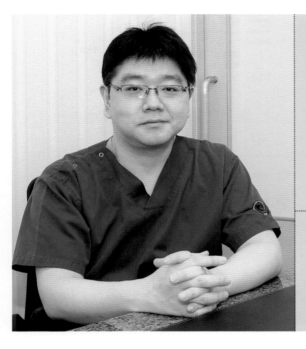

林 博 院長
Hiroshi Hayashi

1997年	東京慈恵会医科大学卒業。同大学病院にて生殖医学に関する臨床および研究に携わる。
2011年 4月	恵愛病院生殖医療センター開設。

生殖医療専門医・内視鏡技術認定医・周産期専門医の全てを持つ不妊治療のスペシャリストです。自ら体外受精・顕微授精や不育治療を経験しており、患者さま目線の治療を提供いたします。

[資格]
- 医学博士
- 日本産科婦人科学会産婦人科専門医
- 日本生殖医学会 生殖医療専門医
- 日本人類遺伝学会臨床遺伝専門医
- 日本産科婦人科内視鏡学会技術認定医
- 日本内視鏡外科学会技術認定医
- 日本周産期・新生児医学会周産期（母体・胎児）専門医
- 日本不妊カウンセリング学会認定不妊カウンセラー

TEL **048-485-1185**

受付時間
午前 8：30〜12：00
午後 14：30〜18：00

診療時間

	月	火	水	木	金	土	日	祝祭
午前 8：30〜12：00	○	○	○	○	○	○	―	―
午後 14：30〜18：00	○	○	○	○	○	―	―	―

初診の患者様の受付は、午前 11：30 まで、午後 16：30 まで

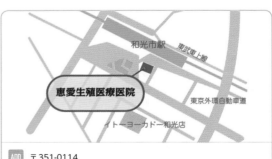

ADD 〒351-0114
埼玉県和光市本町 3-13 タウンコートエクセル3F
交通：東武東上線／東京メトロ有楽町線／副都心線
和光市駅南口駅前 徒歩 40 秒

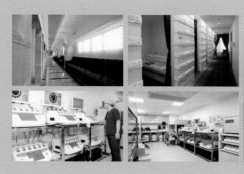
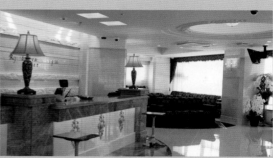

体外受精はていねいな説明会から

　通院する患者さんを対象に、隔週の土曜日の午後に生殖医療セミナーが開催されています。正しい知識をより深めてもらうことを目的に、治療の方針や方法などを院長が熱心に説明、動画も制作して使用。治療のすべてに自身の経験が大きく後押ししています。自ら不妊症患者であり、不育症患者でもあったことから、妊娠できない辛さと妊娠できたのに流産してしまう辛さを夫婦で乗り越え、やっと新しい命を授かった経験は、治療への熱意となって日々の診療へと繋がっています。

新型コロナウイルス感染拡大状況によりセミナー形式が変更となる可能性があります。詳細は HP をご確認下さい。

一般不妊治療と ART 治療

　患者さんそれぞれの適応に沿った診療を行い、通院する患者さんは 65% が一般不妊治療で、ART は 35% という現状です。治療による妊娠の割合は、一般不妊治療 54%、ART は 46% と割合から判断しても妊娠率は ART のほうが高いようです。赤ちゃんを授かる方法には、医学的な情報とともに夫婦ごとのライフスタイルや考え方、希望もあるため、一般不妊治療からしっかり診ていく姿勢が大切です。それが本来の不妊治療専門の施設と考えます。

培養と AI 技術

　培養室には、AI（人工知能）搭載の最新のタイムラプス型インキュベーターがあり、すべての患者さんの胚の発育を観察、また質の判定をしています。AI 技術により、より良い胚が判定できるようになり、胚移植当たりの妊娠率の向上が期待できます。また、胚凍結をロボット技術によって自動で行う機器を導入することで、人為的なミスの防止ほか、常に安定した胚凍結を実現し、培養室を安全に保つことも可能にしました。

　より安全で安心できる治療体制を常に考え整えています。

高度で複合的な不妊治療・不育治療を提供

　院長の林医師は、生殖医療専門医、内視鏡技術認定医、周産期専門医の全てを持つ不妊治療のスペシャリストです。赤ちゃんが授かるための医療として、一人ひとりの患者さんに何が必要かを見極めていきます。

　排卵誘発法は、負担の少ないアンタゴニスト法と低刺激法を主な選択肢とし、アンタゴニスト法 45%、低刺激法 35% と8割を占めるほか、他の治療周期方法が加わります。通院負担の軽減も考え、注射は原則自己注射で、採卵手術までの通院回数は3回程度です。

主な連携・紹介施設など

健診・分娩施設／恵愛病院、愛和病院、国立病院機構埼玉病院、埼玉医科大学総合医療センター など
婦人科検査・外科／国立病院機構埼玉病院、東京慈恵会医科大学附属病院、獨協医科大学埼玉医療センター、埼玉医科大学総合医療センター など

内科系疾患／国立病院機構埼玉病院、東京慈恵会医科大学附属病院、獨協医科大学埼玉医療センター、埼玉医科大学総合医療センター など
助成金行政窓口／お住まいの地域の役所・保健所

体外受精の診療実績

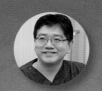

医師 8人	看護師 7人	培養士 7人	検査技師 0人	相談スタッフ 2人	事務 5人

年間治療実施数について

統計期間：2020年1月～2020年12月（12ヵ月で計算）

ART患者の割合
- ART治療 40%
- 一般不妊治療 60%

治療周期の割合
- IVF新鮮胚 9%
- ICSI新鮮胚 16%
- 凍結融解胚 75%

治療による妊娠の割合
- ART患者 60%
- 一般不妊患者 40%

新鮮胚移植と凍結融解胚移植の妊娠の割合
- 新鮮胚 30%
- 凍結融解胚 70%

体外受精の原因で多いもの

- 年齢因子
- 男性因子
- 卵管因子
- 子宮内膜症

得意とする対応

- 子宮内膜症
- 多嚢胞性卵巣症候群
- 凍結融解胚移植
- 胚盤胞移植

ARTでの今までの実績

患者平均年齢	出産の最高齢者	最高齢患者	多胎発生率
39.1歳	46歳	50歳	2.5%

受精方法

- ☑ 通常の媒精
- ☑ 顕微授精
- ☑ スプリットICSI
- ☐ レスキューICSI
- ☐ IMSI
- ☐ 未成熟卵培養

体外受精の費用（参考）

体外受精	18～24万円
顕微授精	21～34万円
使用薬剤は別途	10～15万円
その他項目 妊娠時の成功報酬	32.4万円

着床前診断・着床能検査で実施しているもの

- ERA検査
- 子宮内マイクロバイオーム検査
- 感染性慢性子宮内膜炎検査
- その他、着床に関する検査

01 治療をはじめるときに

ARTの説明会

形式	通院患者のみ
説明するスタッフ	
ARTの資料	● オリジナル冊子

[説明会の様子と日程]

原則、土曜日15時30分～17時までとなります。
無料なのでご夫婦で気軽にご参加ください。スケジュールなど、詳細はホームページをご参照ください。

新型コロナウイルス感染拡大状況によりセミナー形式が変更となる可能性があります。詳細はHPをご確認下さい。

相談窓口

形式	予約不要 通院患者のみ
説明するスタッフ	

治療前の確認と検査

確認すること
- 治療歴
- 治療にむけての夫婦生活
- 妊娠歴
- 出産歴
- 夫婦の卵子と精子での治療であること
- 保険証

治療周期前に行う検査
- 月経の様子
- 基礎体温
- ホルモン値
- 子宮検査
- 卵管検査
- 卵巣検査
- 精液検査
- 治療周期2～3周期前からの月経・ホルモン値
- AMH値

※ アイコン表示　複数患者対象　個別対応　電話対応　メール対応　FAX対応　面談対応　Web対応

02 誘発方法と薬剤について

■ 誘発方法の比率

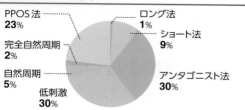

- PPOS法 **23%**
- 完全自然周期 **2%**
- 自然周期 **5%**
- 低刺激 **30%**
- ロング法 **1%**
- ショート法 **9%**
- アンタゴニスト法 **30%**

使用薬剤

🔵	シクロフェニル	
	クロミフェン	クロミッド
	レトロゾール	レトロゾール
🔶	GnRH アゴニスト	ブセレリン
	GnRH アンタゴニスト	セトロタイド、レルミナ
	HMG	フジ、フェリング
	recFSH	ゴナール F
	FSH	フォリルモン
	hCG 注射剤	
	rechCG	オビドレル

🔵 錠剤　🔶 噴霧　✎ 注射　● **自己注射** … 可

---

05 培養室について

■ 衛生&管理面での厳守

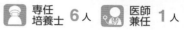

- ☑ 入室時の手洗い
- ☑ 専用衣服・帽子・マスクの着用
- ☑ 空調管理
- ☑ 室内清掃
- ☑ 温度、酸素濃度の確認
- ☑ 作業マニュアル（更新含む）
- ☑ 勉強会や検討会がある
- ☑ ミスが起きた時の対応はすぐにとれる

培養室スタッフ

- 専任培養士 **6人**
- 医師兼任 **1人**
- 補助 アシスタント **2人**

［管理責任者］ 林 博

凍結保存

🔵 胚　🔵 精子　🔵 卵子　未婚

［延長連絡］来院

胚：期間&費用 … 12ヵ月 52,500 円〜97,200 円　更新 … 10,500 円 / 年

---

03 採精について

- 🏠 自宅で採精 **40%**
- 🏥 院内採精 **60%**

採精方法
TESE、MD-TESE

［男性不妊対応］自院対応、連携施設有り

---

06 胚移植について

- 分割胚　原則 **1個**
- 胚盤胞　原則 **1個**

移植胚の状態

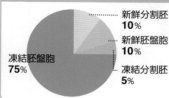

- 凍結胚盤胞 **75%**
- 新鮮分割胚 **10%**
- 新鮮胚盤胞 **10%**
- 凍結分割胚 **5%**

［黄体管理（薬剤）］
服薬　貼付　腟剤

---

04 採卵について

事前検査回数	🖥 エコー検査 **3回**	💉 ホルモン検査 **3回**
採卵時の麻酔	静脈麻酔（全麻含む）、局所麻酔、無麻酔	
採卵時スタッフ	🧑‍⚕️🧑‍⚕️🧑‍⚕️	

- hCG 注射 **35** 時間後
- GnRH アゴニスト点鼻 **35** 時間後
- 卵胞径 **18** ミリ

採卵のタイミング・他

- 採卵後休憩 **60分**
- 付き添い —
- 使用採卵針 **19〜21G**

---

07 妊娠について

妊娠判定受診日	分割胚移植後 **11日**	胚盤胞移植後 **9日**
陽性の場合	判定日の内診 無	
	妊娠中の診察 **10週** まで	
	［分娩］紹介施設有	
陰性の場合	次回診察 月経 **1〜3日** 目	
	カウンセリング 有	

西船橋こやまウィメンズクリニック

「丁寧」で「誠実」な不妊治療を掲げて診療を行い、常によりよい環境での治療実現に努めています。

　今まで培ってきた生殖医療の専門知識や最新の技術を生かし、お一人おひとりに合った最適な不妊治療を提案させていただきます。一人でも多くのカップルに健康な赤ちゃんを授かっていただくことを目標に、スタッフ一同と共に、患者様のお悩みやお気持ちに寄り添いながら「心から安心して頼れるクリニック」を目指しています。不妊症でお悩みの方はまずはご相談にいらして下さい。

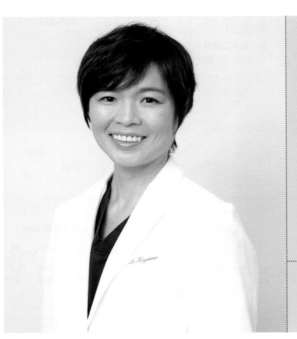

小山 寿美江 院長
Sumie Koyama

昭和大学病院産婦人科勤務
東京衛生病院産婦人科勤務
木場公園クリニック　分院　院長
六本木レディースクリニック　院長
2020年1月　西船橋こやまウィメンズクリニックを開院

[資格]
● 日本産科婦人科学会 産婦人科専門医
● 日本生殖医学会 生殖医療専門医
● 日本抗加齢医学会 専門医

TEL **047-495-2050**

受付時間
午前 10:00～12:30 （月・火・木・金・土＊・日・祝）※土は13:30まで
午後 16:00～19:30 （月・火・木）

診療時間

	月	火	水	木	金	土	日	祝祭
午前 9:30～13:00	○	○	―	○	○	△	○	○
午後 16:00～20:00	○	○	―	○	―	※	―	―

休診 水曜 / 金曜午後 / 日祝日午後
△ 土曜午前 9:30 ～ 14:00 、 ※ 土曜午後当院指示の検査・処置のみ

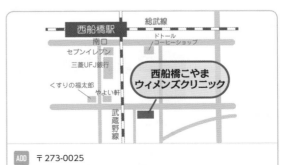

ADD 〒273-0025
千葉県船橋市印内町 638-1 ビューエクセレント 2F
交通：JR 東日本総武線・武蔵野線・東京メトロ東西線 西船橋駅
南口 徒歩 3 分

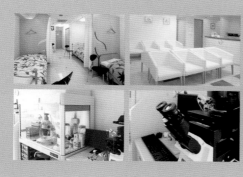
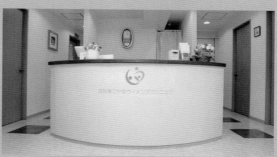

親しみやすく相談しやすい雰囲気で

　医師は全員女性で、親しみやすく相談しやすい雰囲気を心がけ、平日は夜8時まで、土日祝日も診療するなど、仕事と通院治療の両立をサポートする体制を整えているのが特徴です。このため仕事帰りに立ち寄ることができたり、忙しくて土日祝日しか時間が取れない方でも通院しやすい環境です。

　また、最先端の医療が提供できるよう常に新しい情報や治療方法を模索し続けながら、患者さんにとって有益となる治療や検査を取り入れていくことで、将来より多くのご夫婦を妊娠へとサポートできるよう、努力を続けています。

説明会

　月に2回、体外受精説明会を無料開催しています。会場は、クリニックの待合室になるため、10組くらいのご夫婦参加で毎回すぐに満席となってしまうようです。説明は、院長自ら体外受精について詳しく話します。

　その内容は、治療の流れや治療の方針に加え、体外受精の成功率、治療期間や費用など全般にわたるものです。これから体外受精の治療を受けようと考えている方やご主人にとっても分かりやすい内容で、説明会終了後に質問時間も設けています。自由参加で無料で行われているため、勉強の機会としても評判です。

誘発方法と移植法

　治療周期での誘発方法の割合は、高刺激法が70％、低〜中刺激周期法30％です。誘発方法の決定は、AMH値をメイン参考にし、治療周期において治療を要する卵巣過剰刺激症候群の発症は、0％です。

　移植胚は、グレードの高いものから選び、新鮮胚1％（初期胚）、凍結胚99％（初期胚33％、胚盤胞66％）の割合で、基本全胚凍結胚移植ですが、患者さんの希望があるときに新鮮胚移植を行っています。

妊娠への治療：体外受精の適応

　体外受精の適応となるのは、1. 卵管の異常が考えられる場合。2. 精子の数が少ない場合（極端に少ない場合、顕微授精の適応となります）。3. 精子の動きを悪くする抗体（抗精子抗体がある場合）。4. 不妊スクリーニング検査で異常がないのに一定期間妊娠しない場合などです。

　それ以外にも、年齢や卵巣予備能の低下（卵子数の減少）、早発閉経の発症が疑われる方で妊娠を急ぐ必要のあるご夫婦には、通常の不妊治療のステップではなく早めに体外受精の治療を選択する方が良い場合もあります。

主な連携・紹介施設など		
健診・分娩施設／近隣の産婦人科医院や病院	内科系疾患／近隣の産婦人科医院や病院
婦人科検査・外科／近隣の産婦人科医院や病院	助成金行政窓口／お住まいの地域の役所・保健所

体外受精の診療実績

医師	看護師	培養士	検査技師	相談スタッフ	事務
1人	5人	2人	0人	0人	5人

年間治療実施数について

統計期間：2021年1月〜2021年9月（9ヵ月で計算）

ART患者の割合
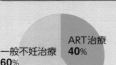
一般不妊治療 60%　ART治療 40%

治療周期の割合
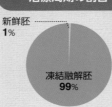
新鮮胚 1%　凍結融解胚 99%

治療による妊娠の割合
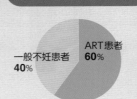
一般不妊患者 40%　ART患者 60%

新鮮胚移植と凍結融解胚移植の妊娠の割合
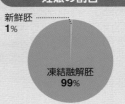
新鮮胚 1%　凍結融解胚 99%

体外受精の原因で多いもの

- 卵管因子
- 年齢因子
- 原因不明
- 男性不妊
- 子宮内膜症
- 低AMH

得意とする対応

- 凍結融解胚移植
- 顕微授精

ARTでの今までの実績

患者平均年齢	出産の最高齢者	最高齢患者	多胎発生率
35歳	43歳	46歳	6%

受精方法

- ☑ 通常の媒精
- ☑ レスキューICSI
- ☑ 顕微授精
- ☐ IMSI
- ☑ スプリットICSI
- ☐ 未成熟卵培養

体外受精の費用（参考）

体外受精	22〜30万円
顕微授精	25〜40万円
使用薬剤は別途	―
その他項目	―

着床前診断・着床能検査で実施しているもの

- ERA検査
- 子宮内マイクロバイオーム検査
- 感染性慢性子宮内膜炎検査
- 子宮鏡検査
- その他、着床に関する検査

01 治療をはじめるときに

ARTの説明会

形式	どなたでも
説明するスタッフ	
ARTの資料	● オリジナル冊子

相談窓口

形式	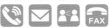
説明するスタッフ	

治療前の確認と検査

確認すること
- 治療歴
- 治療にむけての夫婦生活
- 妊娠歴
- 出産歴
- 夫婦の入籍状況
- 夫婦の卵子と精子での治療であること
- 保険証

治療周期前に行う検査
- 超音波検査
- ホルモン値
- 精液検査
- 甲状腺機能検査
- AMH値
- 抗精子抗体検査
- ビタミンD血中濃度
- 感染症検査

［説明会の様子と日程］

月に2回、体外受精説明会を無料で開催。体外受精の治療の流れや、治療方針に加え、体外受精の成功率、治療期間や費用などについても詳しく説明しております。これから治療を始める方や、ご主人にも分かりやすい内容となっております。
当院で体外受精をお考えの方は是非ご参加ください。

02 誘発方法と薬剤について

■ 誘発方法の比率

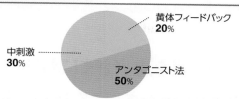

- 黄体フィードバック 20%
- 中刺激 30%
- アンタゴニスト法 50%

使用薬剤

	薬剤名	商品名
	シクロフェニル	セキソビット
	クロミフェン	クロミッド
錠剤	レトロゾール	レトロゾール
	ジドロゲステロン	デュファストン
噴霧	GnRH アゴニスト	ブセレキュア
	GnRH アンタゴニスト	ガニレスト
	HMG	フェリング、HMG「F」
注射	recFSH	ゴナール F
	FSH	フォリルモン P
	hCG 注射剤	hCG モチダ
	rechCG	オビドレル

錠剤　噴霧　注射　　● 自己注射 … 可

03 採精について

 自宅で採精 **95**%
 院内採精 **5**%

採精方法　マスターベーション

[男性不妊対応] 患者さんが探した施設にて、紹介も可

04 採卵について

事前検査回数	エコー検査 3〜4回　ホルモン検査 3〜4回
採卵時の麻酔	静脈麻酔（全麻含む）、局所麻酔、無麻酔
採卵時スタッフ	
採卵のタイミング・他	hCG注射 **35** 時間後　GnRHアゴニスト点鼻 **35** 時間後　卵胞径 **18〜20** ミリ以上

 採卵後休憩 **60〜120**分
 付き添い　—
 使用採卵針 **19〜20**G

05 培養室について

■ 衛生&管理面での厳守

 入室時の手洗い
 専用衣服・帽子・マスクの着用
 空調管理
 室内清掃

 温度、酸素濃度の確認
 作業マニュアル（更新含む）
勉強会や検討会がある
ミスが起きた時の対応はすぐにとれる

培養室スタッフ

専任培養士 **2**人　　[管理責任者] キム チャンフン

凍結保存

胚　精子　卵子　未婚　[延長連絡] 来院・郵送

胚：期間&費用 … 6 ヵ月 10,000 円 + α
更新 … 30,000 円 / 年

06 胚移植について

 分割胚　原則 **1**個
 胚盤胞　原則 **1**個

移植胚の状態

- 新鮮分割胚 5%
- 凍結胚盤胞 50%
- 凍結分割胚 45%

[黄体管理（薬剤）]

 服薬　貼付　腟剤

07 妊娠について

妊娠判定受診日	分割胚移植後 **11**日　胚盤胞移植後 **9**日
陽性の場合	判定日の内診 無　妊娠中の診察 **9〜10**週まで　[分娩] 患者さんが決めている
陰性の場合	次回診察 月経 **3**日以内　カウンセリング 無

麻布モンテアール レディースクリニック

検査、治療、有効性などに関する正確な情報を患者さまにお知らせし、一般不妊治療から体外受精までの生殖医療をまごころ込めて提供

　診療に当たって大切にしていることが3つあります。「まごころ」と「安全と信頼」、そして「丁寧な説明と患者さんの理解／インフォームドコンセント」です。それはつまり、患者さまの意思を尊重し、患者さまの気持ちに寄り添った医療サービスを提供すること。医学的、社会的ニーズに適合した安全で信頼性のある医療サービスを提供すること。治療方針決定の際にどなたでも理解できるようにわかりやすい言葉で丁寧に説明し、治療結果を正確にお伝えすることです。

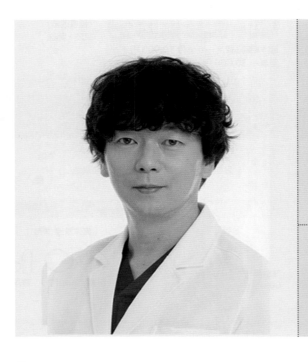

山中 智哉 院長
Tomoya Yamanaka

1998 年	山梨医科大学卒業、山梨医科大学産婦人科入局
2002 年	山梨医科大学医学博士課程卒業、国立甲府病院産婦人科勤務
2004 年	NTT 東日本関東病院 産婦人科
2009 年	水口病院産婦人科、金村産婦人科クリニック
2012 年	六本木レディースクリニック 院長
2017 年	オリーブレディースクリニック 院長
2020 年	麻布モンテアールレディースクリニック 開院

[資格]
● 医学博士
● 日本産科婦人科学会専門医
● 日本抗加齢医学会専門医
● 米国 ISFN 認定サプリメント　アドバイザー
● 点滴療法研究会認定医

[所属学会]
● 日本産科婦人科学会
● 日本生殖医学会
● 日本卵子学会

TEL 03-6804-3208

受付時間
午前　9：00～13：00
午後　14：00～17：30

診療時間

	月	火	水	木	金	土	日	祝祭
午前	○	○	―	○	○	○	○	―
午後	○※	○※	―	○※	○※	○※	○※	―

※ 月・金の午後は 14：00 ～ 18：00 まで、月・金の午後は 15：00 ～ 20：00 まで、土・日の午後は 14：00 ～ 16：00 まで

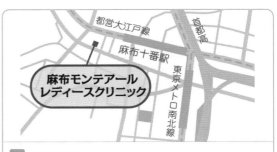

ADD 〒106-0045
東京都港区麻布十番 1-5-18 カートブラン麻布十番 3F
交通：都営大江戸線 麻布十番駅 7 番出口 徒歩 3 分

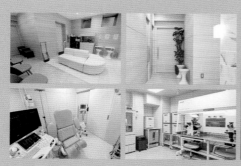
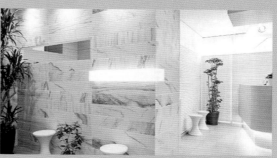

体外受精をはじめるときに

　診療で大切にしていることの3つにもあるように、説明をしっかり行うために、会場を設けての説明会があります。難しい内容はできるだけ分りやすく説明し、さらに理解を深めたいときなど患者さんが理解できるよう個別に時間をとることにも心がけています。診療では問診や検査などからそれぞれに最善の治療を行いますが、体外受精を行う原因で多いのは、女性側の卵巣や排卵の障害、年齢的な要因、そして一般不妊治療で結果が出ないことです。男性側の原因では造精機能の障害、性機能障害です。初診前に無料カウンセリングがあるので、心配や不安があれば聞いておくとよいでしょう。

誘発方法と採卵・採精

　治療周期における調節卵巣刺激法は、低刺激法が6割と最も多く、アンタゴニスト法が2割、ショート法と自然周期法がそれぞれ1割です。入院を要するOHSSの発生は今回の調査年度中ゼロでした。患者さんの自己注射の選択割合は8割と高く、安全性の確保とともに患者さんの通院負担軽減がなされています。採卵は麻酔下で行い、執刀医師と培養士、看護師の4人が担当します。

　採精に関しては自宅採精が7割、院内採精が3割と自宅採精が多く、問題がなければご主人の通院も回避方向にあります。軽度の男性不妊症は当院で検査・治療を行ない、無精子症や精索静脈瘤などの場合は、専門クリニックと連携して診療にあたっています。

培養室と胚培養

　体外受精の受精率は、C-IVFが75.4%で、ICSIが80.1%でした。今回の調査での平均はそれぞれ、70%と78%ですから、若干上回っています。患者さんあたりの受精方法としては、C-IVFが33.6%、ICSIが32%、スプリットICSIが34.4%でした。受精作業で、ICSIの選択基準になるのは精子の状態や前回受精障害があったとき、卵子数が少ないときです。受精後は、インキュベーターで胚の質を落とさないよう培養します。とくにインキュベーターの開閉回数を減らし、所用時間を少なくして作業しています。

　また、停電時に6〜24時間以内で電源確保ができ、免震対策が施させています。

胚移植と妊娠

　移植する胚のステージは、新鮮胚が7%、凍結胚が93%です。このうち新鮮胚で移植するときはすべて初期胚でした。凍結融解胚での移植は、初期胚の凍結融解胚が12%、胚盤胞での凍結融解胚が88%とベースが胚盤胞での凍結融解胚移植となっています。

　新鮮胚移植は、採卵周期において子宮内膜の厚さやホルモンバランスが整っている場合や、42歳以上で胚の凍結が望ましくない場合に考慮します。移植胚はグレードの高い胚から選択し、原則1個としておりますが、年齢要因、治療歴により2個移植、2段階移植、シート法も行なっています。多胎妊娠のリスク説明を行い、初期胚の場合には10日目、胚盤胞の場合には7日目以降に血液検査にて妊娠判定を行います。

**主な連携・
紹介施設など**

健診・分娩施設／近隣の産婦人科医院や病院、
妊婦健診対応施設

婦人科検査・外科／近隣の産婦人科医院や病院

内科系疾患／近隣の産婦人科医院や病院

助成金行政窓口／お住まいの地域の役所・保健所

体外受精の診療実績

医師 (常勤1人、非常勤2人)	看護師	培養士	検 検査技師	相談スタッフ	事務
3人	4人	4人	0人	0人	3人

年間治療実施数について

統計期間：2020年1月〜2020年12月（12ヵ月で計算）

ART 患者の割合
- 一般不妊治療 32%
- ART治療 68%

治療周期の割合
- IVF 新鮮胚 3.5%
- ICSI 新鮮胚 3.5%
- 凍結融解胚 93%

治療による妊娠の割合
- ART患者 90%
- 一般不妊患者 10%

新鮮胚移植と凍結融解胚移植の 妊娠の割合
- 新鮮胚 5%
- 凍結融解胚 95%

体外受精の原因で多いもの

- 年齢因子
- 男性因子
- 卵巣や排卵の障害
- 造精機能の障害
- 性機能の障害

得意とする対応

- 凍結融解胚移植
- 自然周期〜高刺激周期
- 早発卵巣機能不全

ART での今までの実績

患者平均年齢	出産の最高齢者	最高齢患者	多胎発生率
35.3歳	44歳	46歳	0.1%

受精方法

- ☑ 通常の媒精
- ☑ 顕微授精
- ☑ スプリットICSI
- ☑ レスキューICSI
- ☐ IMSI
- ☑ 未成熟卵培養

体外受精の費用 (参考)

体外受精	40〜50万円
顕微授精	45〜55万円
使用薬剤は別途	10〜15万円
その他項目	2〜5万円

着床前診断・着床能検査で実施しているもの

- ERA 検査
- 子宮内マイクロバイオーム検査
- 感染性慢性子宮内膜炎検査
- その他、着床に関する検査

01 治療をはじめるときに

ARTの説明会

形式	どなたでも
説明するスタッフ	
ARTの資料	● オリジナル冊子

[説明会の様子と日程]

当院では初診の前に、無料の個別カウンセリングを行っております。
まずはお話をお聞かせいただき、方針をご確認いただいた上で、
治療を受けられるかご検討ください。

相談窓口

形式	予約不要 通院患者のみ
説明するスタッフ	

治療前の確認と検査

確認すること
- 治療歴
- 治療にむけての夫婦生活
- 妊娠歴
- 出産歴
- 夫婦の卵子と精子での治療であること
- 保険証

治療周期前に行う検査
- 月経の様子
- 基礎体温
- ホルモン値
- 子宮検査
- 卵管検査
- 卵巣検査
- 精液検査
- 治療周期2〜3周期前からの月経・ホルモン値
- AMH 値

 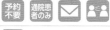

02 誘発方法と薬剤について

■ 誘発方法の比率

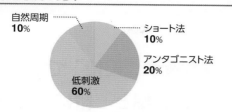

自然周期 10%
ショート法 10%
アンタゴニスト法 20%
低刺激 60%

使用薬剤

	薬剤名	製品名
	シクロフェニル	セキソビット
	クロミフェン	クロミッド
	レトロゾール	フェマーラ、レトロゾール
	GnRH アゴニスト	ブセレキュア
	GnRH アンタゴニスト	ガニレスト、レルミナ
	HMG	HMG「F」、フェリング
	recFSH	ゴナール F
	FSH	フォリルモン
	hCG 注射剤	hCG5000、10000
	rechCG	オビドレル

錠剤　噴霧　注射　　　● 自己注射 … 可

03 採精について

自宅で採精 **70**%	院内採精 **30**%

採精方法
マスターベーション

［男性不妊対応］連携施設有り、患者さんが探した施設で行っている

04 採卵について

事前検査回数	エコー検査 **2~4**回　ホルモン検査 **2~4**回
採卵時の麻酔	静脈麻酔（全麻含む）、局所麻酔
採卵時スタッフ	
採卵のタイミング・他	hCG 注射 **34**時間後　GnRH アゴニスト点鼻 **34**時間後　卵胞径 **22**ミリ

採卵後休憩 **90**分　付き添い —　使用採卵針 **20**G

05 培養室について

■ 衛生＆管理面での厳守

☑ 入室時の手洗い　☑ 専用衣服・帽子・マスクの着用　☑ 空調管理　☑ 室内清掃

☑ 温度、酸素濃度の確認　☑ 作業マニュアル（更新含む）　☑ 勉強会や検討会がある　☑ ミスが起きた時の対応はすぐにとれる

培養室スタッフ

専任培養士 **4**人

［管理責任者］山中 智哉

凍結保存

 胚　 精子　 卵子　未婚

［延長連絡］来院・郵送

胚：期間＆費用 … 12ヵ月 33,000 円
更新 … 33,000 円 / 年

06 胚移植について

 分割胚　原則 **1**個
 胚盤胞　原則 **1**個

移植胚の状態

新鮮分割胚 7%
凍結分割胚 11.1%
凍結胚盤胞 81.9%

［黄体管理（薬剤）］

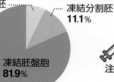

注射　服薬　貼付　腟剤

07 妊娠について

妊娠判定受診日	分割胚移植後 **10**日　胚盤胞移植後 **7**日
陽性の場合	判定日の内診 無　妊娠中の診察 **10~12**週まで　［分娩］患者本人で決める
陰性の場合	次回診察 次の治療にあわせて　カウンセリング 有

  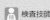 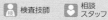 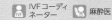 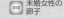

クリニック ドゥ ランジュ

子供は、家族をはじめ周りの人々をも癒す"天使"です。私たちは生殖医療・不妊治療を通してご夫婦と一緒に"天使"に会える日を目指します！

新しい家族を待ち望まれる皆さまが、その胸に待望の天使を抱くことができるよう、医療でお手伝いをすることが、私たちの使命であり、喜びです。そのために、患者さま一人ひとりに合った最善の治療を 365 日体制で診療しています。

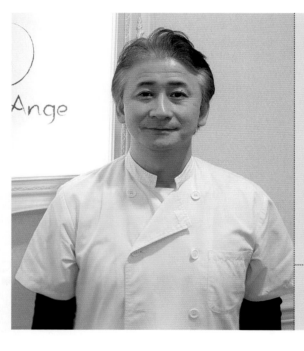

末吉 智博 院長
Tomohiro Sueyoshi

1993 年　千葉大学医学部卒業
1995 年　千葉大学医学部産婦人科学教室入局
2003 年　加藤レディスクリニック勤務開始
2007 年　新橋夢クリニック副院長
2012 年　Shinjuku ART clinic 勤務
2014 年　11 月 "Clinique de l'Ange"
　　　　　（クリニック ドゥ ランジュ）開業。現在に至る

[資格]
● 医学博士
● 日本産科婦人科学会専門医

[所属学会]
● 日本産科婦人科学会
● 日本生殖医学会

TEL 03-5413-8067

受付時間
9：00〜15：30

診療時間

	月	火	水	木	金	土	日	祝祭
午前　9：00〜	○	○	※	○	○	○	○	○
午後　〜17：00	○	○	※	○	○	○	○	○

年中無休、完全予約制、最終受付時間は 15：30。
※ 水曜日は代診の先生が診療いたします。

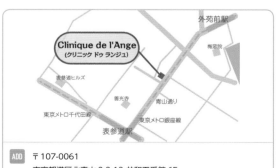

ADD 〒107-0061
東京都港区北青山 3-3-13 共和五番館 6F
交通：東京メトロ千代田線・半蔵門線・銀座線表参道駅 A3 出口
から徒歩 5 分、東京メトロ銀座線外苑前駅 3 番出口から徒歩 5 分

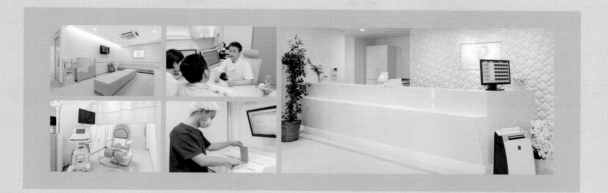

院長の思いと医療への原動力

　子どもは、家族をはじめ社会にとって大事な宝物。そして誰もの心を癒す天使。この天使のことをフランス語でアンジュといいます。ここに夢を込めて誕生したクリニック ドゥ ランジュ。"天使のクリニック"という意味のとおり、患者さん家族の胸に天使を抱かせてあげたい想いで日々の診療に臨んでいます。　その治療の特徴は、事前に遺残卵胞を無くす事から始める診療スタイル。本来その月に排卵すべき良好な卵を確保する事で、妊娠に向けて流産の回避や年齢による好条件を整え、最善を尽くしています。

不妊治療説明会を定期開催

　説明会では、不妊治療に関する正しい知識を伝えること、また不妊治療への不安や疑問を解消することを目的として、院長と培養士長がそれぞれ専門的な立場から説明をしています。

　体外受精や不妊治療の基礎的なこと、クリニックの特徴や治療方針などを、スライドや動画を使ってわかりやすい説明にまとめられ、定評があります。通院している人ばかりでなく、どなたでも無料で参加することができます。参加は予約制で、日時などの詳細はクリニックホームページの「お知らせ」で確認することができます。

初診の受け方

　初診は、誰でも戸惑いがあります。いつ行ったらいいのか、どうしたらいいのか？ そうしたことを思い悩んでいるうちに月日が経ってしまうこともあります。クリニック ドゥ ランジュでは、初診専用受付フォームがサイト内にあり、そのフォームに必要事項を入力して送ると院長先生が1件1件確認をして返信されてきます。その内容に沿って電話で予約を取ることになります。あらかじめ自分の状況を知ってもらったうえでの初診となり、安心して通院を開始することができるでしょう。

排卵誘発法のほとんどが低刺激周期

　排卵誘発方法は99%が低刺激周期、1%が完全自然周期です。体に優しい、卵巣に優しい方法で排卵誘発が行われています。これまでのART実績の患者平均年齢約40歳、出産の最高齢者47歳からもわかるように、高年齢の患者さんが多い中で、高い成績を保つために一人ひとり丁寧に診て、一人ひとりに合った刺激法で、患者さん本位の診療スタイルを行っています。

　また、培養歴23年の室長をはじめ、豊富な知識と経験を持った培養士が、責任を持って患者様の卵子・精子・受精卵をお預かりしています。

主な連携・紹介施設など

健診・分娩施設／ご本人の希望先の病院	内科系疾患／伊藤病院、ご本人の希望先の病院
婦人科検査・外科／ご本人の希望先の病院	助成金行政窓口／お住まいの地域の役所・保健所

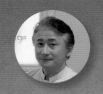

クリニックドゥランジュ

体外受精の診療実績

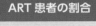
医師 2人　看護師 4人　培養士 3人　検査技師 1人　相談スタッフ 0人　事務 5人

年間治療実施数について

統計期間：2020年1月〜2020年12月（12ヵ月で計算）

ART患者の割合
一般不妊治療 28.9%
ART患者 71.1%

治療周期の割合
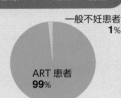
IVF新鮮胚 4%　　ICSI新鮮胚 2%
凍結融解胚 94%

治療による妊娠の割合
一般不妊患者 1%
ART患者 99%

新鮮胚移植と凍結融解胚移植の妊娠の割合
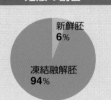
新鮮胚 6%
凍結融解胚 94%

体外受精の原因で多いもの

卵巣機能低下　黄体機能不全　乏精子症　ピックアップ障害

得意とする対応

- 体外受精
- 顕微授精
- 凍結融解胚移植
- 初期胚移植

ARTでの今までの実績
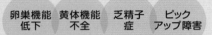

患者平均年齢	出産の最高齢者	最高齢患者	多胎発生率
39歳	47歳	48歳	0.9%

受精方法

- ☑ 通常の媒精
- ☑ 顕微授精
- ☑ スプリットICSI
- ☐ レスキューICSI
- ☑ IMSI
- ☑ 未成熟卵培養

体外受精の費用（参考）

体外受精	35〜40万円
顕微授精	40〜45万円
使用薬剤は別途	2〜3万円
その他項目	－

着床前診断・着床能検査で実施しているもの

- なし

01 治療をはじめるときに

ARTの説明会

形式	どなたでも 👥 ▶
説明するスタッフ	👤👤
ARTの資料	－

[説明会の様子と日程]

　定期的に行っている不妊治療説明会では、体外受精や不妊治療について丁寧に、また当院の特徴や治療方針などを、スライドや動画を使って院長と培養士長がわかりやすくご説明いたします。どなたでも無料でご参加いただけます。状況によって、動画での配信も行っております。

相談窓口

形式	✉
説明するスタッフ	👤

治療前の確認と検査

確認すること

- 治療歴
- 妊娠歴
- 出産歴
- 保険証

治療周期前に行う検査

- 月経の様子
- 基礎体温
- ホルモン値
- 子宮検査
- 卵管検査
- 卵巣検査
- 精液検査
- 治療周期2〜3周期前からの月経・ホルモン値

※アイコン表示　複数患者対象　個別対応　電話対応　メール対応　FAX対応　面談対応　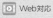Web対応

02 誘発方法と薬剤について

■ 誘発方法の比率

完全自然周期
1%

低刺激
99%

使用薬剤

🍥	シクロフェニル	
	クロミフェン	
	レトロゾール	レトロゾール、フェマーラ
💨	GnRH アゴニスト	
	GnRH アンタゴニスト	
💉	HMG	hMG フェリング、uFSH「あすか」
	recFSH	
	FSH	
	hCG 注射剤	
	rechCG	

🍥 錠剤　💨 噴霧　💉 注射　　●**自己注射** … 不

03 採精について

自宅
で採精
90%

院内
採精
10%

採精方法
※ 新型コロナウイルス感染予防のため、なるべく自宅での採取をお願いしております。

［男性不妊対応］紹介のみ

04 採卵について

事前検査回数	📺 エコー検査 3~4 回	💉 ホルモン検査 3~4 回
採卵時の麻酔	無麻酔	
採卵時スタッフ		

採卵の
タイミング・他

hCG 注射	—	GnRH アゴニスト点鼻	36 時間後

卵胞径 **18** ミリ

採卵後休憩	付き添い	使用採卵針
20 分	—	**22** G

05 培養室について

■ 衛生&管理面での厳守

☑ 入室時の手洗い　☑ 専用衣服・帽子・マスクの着用　☑ 空調管理　☑ 室内清掃

☑ 温度、酸素濃度の確認　☑ 作業マニュアル（更新含む）　☑ 勉強会や検討会がある　☑ ミスが起きた時の対応はすぐにとれる

培養室スタッフ

 専任培養士 **3** 人　検査技師兼任 **1** 人

［管理責任者］菊池 理仁

凍結保存

 胚　精子　　［延長連絡］手紙

胚：期間&費用…55,000 円 (税込)/年　更新…11,000 円 (税込)/年
精子：検査費&凍結保管…22,000 円 (税込)/年　更新…11,000 円 (税込)/年

06 胚移植について

分割胚 原則 **1** 個　　胚盤胞 原則 **1** 個

移植胚の状態

新鮮分割胚
3%
新鮮胚盤胞
4%
凍結分割胚
28%
凍結胚盤胞
65%

［黄体管理（薬剤）］
 服薬　腟剤

07 妊娠について

妊娠判定受診日	分割胚移植後 9~10 日	胚盤胞移植後 7 日
陽性の場合	判定日の内診 無	
	妊娠中の診察 8~15 週まで	
	［分娩］患者さんが決めている	
陰性の場合	次回診察 月経 3 日目	
	カウンセリング 無	

医療法人社団　輝翠会
峯レディースクリニック

不妊症・不育症のご夫婦に寄り添い、ともに歩んでゆくクリニックです。目指すのは、出産後に皆様の幸せな家族生活があることです。そしてそのために一生懸命に治療に励めることが幸せです。

　タイミング療法や人工授精などの一般不妊治療から、体外受精、顕微授精などの高度生殖補助医療に至るまで最善の治療を提供いたします。高齢妊娠に不安を抱くご夫婦には、臨床遺伝専門医として遺伝カウンセリングを行い不安の軽減に努めます。　不育症の診断および治療が可能なクリニックとして、流産症例の原因検索や、妊娠初期からのテンダーラビングケア、アスピリン・ヘパリン療法などの流産予防に積極的に取り組んでおります。

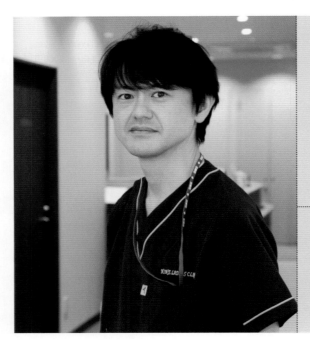

峯 克也 院長
Katsuya Mine

日本医科大学医学部卒業
日本医科大学大学院女性生殖発達病態学卒業
日本医科大学産婦人科学教室　病院講師・生殖医療主任歴任
日本医科大学産婦人科学教室　非常勤講師
厚生労働省研究班「不育治療に関する再評価と新たなる治療法の開発に関する研究」研究協力者

［資格］
● 医学博士
● 日本産科婦人科学会産婦人科専門医
● 日本産科婦人科学会指導医
● 日本生殖医学会生殖医療専門医
● 臨床遺伝専門医制度委員会臨床遺伝専門医
● 日本産科婦人科内視鏡学会技術認定医（腹腔鏡・子宮鏡）
● 東京都難病指定医
● 日本受精着床学会評議員

TEL **03-5731-8161**

受付時間
午前　8：30～11：00
午後　15：00～18：00

診療時間

	月	火	水	木	金	土	日	祝祭
午前　8：30～11：00	○	○	○	○	○	○	—	—
午後　15：00～18：00	○	○	○	○	—	—	—	—

※ 休診中も当院から指示した方の処置は実施

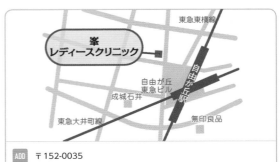

ADD 〒152-0035
東京都目黒区自由が丘 2-10-4 ミルシェ自由が丘 4F
交通：東急東横線・大井町線自由が丘駅徒歩 30 秒

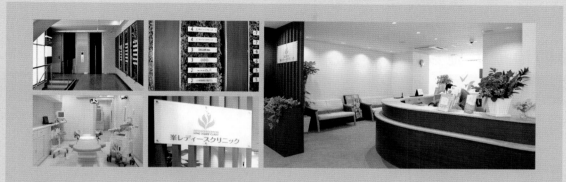

患者に慕われる医療の場を

東京には不妊治療施設が多く存在しますので、診療においては技術を高めより確かな信頼を得る必要があります。当院の4人の培養士は学会認定を受けた生殖補助医療胚培養士の資格を取得しており、未成熟卵の培養やイオノフォアによる卵活性化なども積極的に取り入れております。胚培養装置もタイムラプスを導入しよりよい環境で受精卵を育てております。＜日本産婦人科学会、着床前胚異数性検査（PGTA）の有用性に関する多施設共同研究＞の承認施設となりました。より有益な治療を患者様に提供できることを日々目指しております。

体外受精説明動画を作成いたしました

新型コロナウイルスの感染拡大防止と、患者様のプライバシーを配慮し、集団での説明会は廃止いたしました。ネットでの動画閲覧あるいはオンライン診療による個別説明にて体外受精の説明を行っております。当院オリジナルの説明冊子も配布しております。繰り返しご覧いただけます。ご不明な点や疑問点は診療時に遠慮なくご質問ください。

採卵時のようす

採卵にあたっては、ホルモン値、AMH値、患者年齢、治療歴から総合して計画を立てていきます。誘発方法は、卵巣の機能や患者様の希望に応じて低刺激から高刺激まで様々な方法を行う体制を整えております。採卵までは4〜5回の通院が必要となります。採卵当日は、看護師の声掛けがあり緊張をほぐすことに努めております。希望に応じて麻酔を使用しております。

胚移植から妊娠判定、不育症まで

当院では受精卵を胚盤胞まで培養し、すべて凍結したのちに移植する全胚凍結融解胚盤胞移植をお勧めしております。新鮮胚移植に比べますと妊娠判定まで少々お時間を頂戴することになりますが、妊娠率は凍結融解胚盤胞移植がどの年代でも最も高いことが知られております。急がば回れとなりますが、せっかくの受精卵ですので、より良い環境に子宮を整え移植を行っております。不妊治療では、妊娠判定が出ても安心していられない面があります。それは流産もよく起こるからです。また、流産を繰り返す不育症もあります。不育症についても専門的に診察・検査、治療をすることが可能です。

主な連携・紹介施設など	健診・分娩施設／日本医科大学武蔵小杉病院、国立病院機構東京医療センター、厚生中央病院　など 婦人科検査・外科／日本医科大学武蔵小杉病院、国立病院機構東京医療センター、厚生中央病院、東京共済病院　など	内科系疾患／日本医科大学武蔵小杉病院、国立病院機構東京医療センター、厚生中央病院、東京共済病院　など 助成金行政窓口／目黒区役所、お住まいの地域の役所・保健所

峯レディースクリニック

体外受精の診療実績

医師	看護師	培養士	検査技師	相談スタッフ	事務
1人	4人	4人	0人	0人	7人

年間治療実施数について

統計期間：2020年1月〜2020年12月（12ヵ月で計算）

ART患者の割合
- ART治療 **32%**
- 一般不妊治療 **68%**

治療周期の割合
- 凍結融解胚 **100%**

治療による妊娠の割合
- 一般不妊患者 **46%**
- ART患者 **54%**

新鮮胚移植と凍結融解胚移植の妊娠の割合
- 凍結融解胚 **100%**

■ 体外受精の原因で多いもの
- 原因不明
- 年齢因子
- 男性因子
- 卵管因子
- 子宮内膜症

■ 得意とする対応
- 凍結融解胚移植
- 不育症
- OHSS予防
- PGT-A

■ ARTでの今までの実績

患者平均年齢	出産の最高齢者	最高齢患者	多胎発生率
37.6歳	44歳	46歳	0.8%

■ 受精方法
- ☑ 通常の媒精
- ☑ 顕微授精
- ☐ スプリットICSI
- ☑ レスキューICSI
- ☐ IMSI
- ☑ 未成熟卵培養

■ 体外受精の費用 (参考・税込)

体外受精	**24〜25万円**
顕微授精	**3〜13万円**
使用薬剤は別途	**4〜14万円**
その他項目	ー

■ 着床前診断・着床能検査で実施しているもの
- PGT-A検査
- ERA検査
- 子宮内マイクロバイオーム検査
- 感染性慢性子宮内膜炎検査
- その他、着床に関する検査

01 治療をはじめるときに

■ ARTの説明会

形式	どなたでも ／ 個別対応 ／ Web対応
説明するスタッフ	医師 ／ 看護師
ARTの資料	オリジナル小冊子

[説明会の様子と日程]

新型コロナウイルスの感染拡大防止と、患者様のプライバシーを配慮し、集団での説明会は廃止いたしました。ネットでの動画閲覧あるいはオンライン診療による個別説明にて体外受精の説明を行っております。

■ 相談窓口

形式	予約不要 ／ どなたでも ／ 電話対応
説明するスタッフ	医師 ／ 看護師 ／ IVF

■ 治療前の確認と検査

確認すること
- 治療歴
- 治療にむけての夫婦生活
- 妊娠歴
- 出産歴
- 夫婦の入籍状況
- 夫婦の卵子と精子での治療であること
- 保険証

治療周期前に行う検査
- 月経の様子
- 基礎体温
- ホルモン値
- 子宮検査
- 卵管検査
- 卵巣検査
- 精液検査
- AMH値

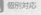 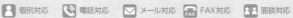

※ アイコン表示　複数患者対象　個別対応　電話対応　メール対応　FAX対応　面談対応　Web対応

02 誘発方法と薬剤について

■ 誘発方法の比率

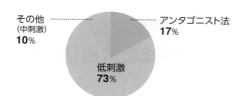

その他（中刺激）10%
アンタゴニスト法 17%
低刺激 73%

使用薬剤

	薬剤名	商品名
錠剤	シクロフェニル	セキソビット
	クロミフェン	クロミッド
	レトロゾール	レトロゾール
噴霧	GnRH アゴニスト	ブセレリン
	GnRH アンタゴニスト	ガニレスト
注射	HMG	HMG「F」、hMG フェリング
	recFSH	ゴナール F
	FSH	フォリルモン
	hCG 注射剤	hCG「F」
	rechCG	オビドレル

錠剤　噴霧　注射　　● 自己注射 … 可

05 培養室について

■ 衛生＆管理面での厳守

☑ 入室時の手洗い　☑ 専用衣服・帽子・マスクの着用　☑ 空調管理　☑ 室内清掃

☑ 温度、酸素濃度の確認　☑ 作業マニュアル（更新含む）　☑ 勉強会や検討会がある　☑ ミスが起きた時の対応はすぐにとれる

培養室スタッフ

専任培養士 4 人　　［管理責任者］山本 太陽

凍結保存

胚　精子　　［延長連絡］来院又はオンライン

胚：期間&費用 … 12ヵ月 33,000 円
更新 … 33,000 円 / 年（税込）

03 採精について

 自宅で採精 100%
 院内採精 0%

採精方法
※ 新型コロナウイルス感染予防のため、精液検査は自宅での採取をお願いしております。

［男性不妊対応］連携施設有り

06 胚移植について

 分割胚　原則 0 個
 胚盤胞　原則 1〜2 個

移植胚の状態

凍結胚盤胞 100%

［黄体管理（薬剤）］

貼付　腟剤

04 採卵について

事前検査回数	エコー検査 4 回	ホルモン検査 4 回
採卵時の麻酔	静脈麻酔（全麻含む）、痛み止め	
採卵時スタッフ		

採卵のタイミング・他

hCG 注射 34 時間後　GnRH アゴニスト点鼻 34 時間後
卵胞径 18-20 ミリ

採卵後休憩 180 分　付き添い —　使用採卵針 20〜21 G

07 妊娠について

妊娠判定受診日	分割胚移植後 10 日	胚盤胞移植後 7 日
陽性の場合	判定日の内診 無	
	妊娠中の診察 9 週まで	
	［分娩］紹介施設有、患者さんが決めている	
陰性の場合	次回診察 月経 3〜5 日目	
	カウンセリング 有	

   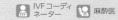

松本レディース リプロダクションオフィス

オーダーメイド治療を提供するために、さまざまな治療法に対応し、ご夫婦それぞれのニーズに寄り添います。

　当院は最新のテクノロジーを駆使して不妊の原因を追究すると共に、患者様一人ひとりに合わせたオーダーメイドの治療を行っていきたいと考えております。

ホルモン療法、漢方療法、タイミング指導、人工授精、体外受精など、それぞれの治療方針について十分にご説明し、患者様の同意のもとで不妊治療を進めてまいります。治療方法についてご理解いただくことは、不妊治療に取り組んでいくための大切なプロセスです。カウンセリングもしっかり行っていきますので、現在の症状やお悩み、不安に感じていること等、なんでもお気軽にお話しください。

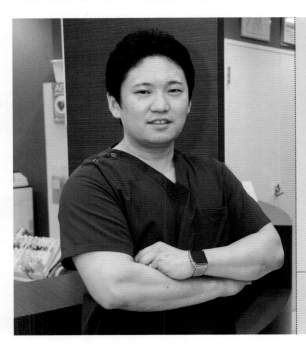

松本 玲央奈 院長
Reona Matsumoto

2007 年	聖マリアンナ医科大学卒業
2010 年	東京大学産婦人科学教室 入局
2015 年	・ESHRE(ヨーロッパ生殖医学会)Basic Science Award for Poster Presentation 受賞
	・第 30 回生殖免疫学会 学会賞受賞 演題名：着床における低酸素誘導因子 HIF の意義
2017 年	東京大学大学院医学研究科博士課程修了　医学博士 東京大学で着床研究に従事、国内外で受賞歴多数
2018 年	松本レディースクリニック 副院長
2019 年	・日本産婦人科学会　平成 30 年優秀論文賞受賞
	・第 71 回日本産科婦人科学会学術講演会 JSOG　Congress Encouragement Award 受賞
	・第 1 回 SMF 賞　大賞受賞
	・2019 年度日本生殖医学会学術奨励賞受賞
2020 年	松本レディース リプロダクションオフィス院長

[資格]
● 医学博士
● 日本産科婦人科学会産婦人科専門医
● 日本生殖医学会生殖医療専門医
● 日本産科婦人科遺伝診療学会認定（周産期）

TEL 03-6907-2555

受付時間
午前　8：15 〜12：30
午後　14：30 〜18：30

診療時間

	月	火	水	木	金	土	日	祝祭
午前	○	○	○	○	○	○	☆	☆
午後	○	○	－	○	○	△	－	－

△ 土曜午後 13：45 〜 16：00　☆日・祝祭 8：15 〜 11：30　完全予約制
※初診受付時間　月〜金 午前 12：00 まで / 午後 18：00 まで。
　　　　　　　　土曜日 午前 11：00 まで / 午後 15：00 まで。

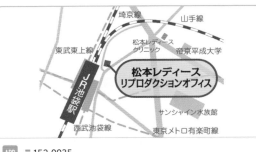

ADD 〒152-0035
東京都豊島区東池袋 1-41-7 池袋東口ビル 7F
交通：JR 山手線・東京メトロ丸ノ内線・有楽町線・副都心線・東武東上線・西武池袋線　池袋駅 東口北 徒歩 1 分

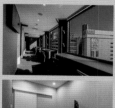
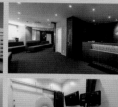
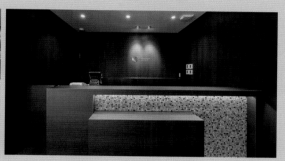

新しいテクノロジーと、学会での受賞実績やISOの取得

　不妊治療の世界において常にアンテナを張り、勉強を続け、新しい治療と研究を行っています。

　国内外問わずさまざまな学会で受賞実績のある医師、国内では数少ない男性不妊専門医による男性不妊外来、漢方専門医による漢方外来があるなど、非常に優秀な医師の専門的な診察が受けられることが大きな特徴です。多くの医師が東京大学の医局出身です。

　また、最新の機器であるタイムラプスシステムやピエゾイクシーなども完備しています。品質向上の意識も高く、ISO9001も取得しています。

泌尿器科医による男性外来の併設

　泌尿器科の生殖医療専門医による男性不妊外来を開設しています。

　何か自分も治療ができないのかと悩みを持つ男性も多く、EDや射精障害で夫婦生活がうまくいかずストレスやプレッシャーを感じている男性もいらっしゃるかと思います。

　週1日ですが、男性への専門的な診療が受けられ、夫婦の希望が叶うよう婦人科と一緒に治療を進めることができます。同じクリニックで一緒に加療できることは安心につながるでしょう。

より詳しく着床能を調べる着床外来

　より詳しく着床能を調べることを目的とする着床外来を開設しています。

　良好胚は得られるにも関わらず、妊娠に至らないという方だけでなく、着床能について詳しく調べたいという希望のある方の受診、相談も承ります。検査としては、子宮鏡検査、CD138染色、子宮内フローラ検査などを行い、慢性子宮内膜炎の有無を調べることができます。

　東京大学の原口医師をはじめとして着床のスペシャリストが複数名在籍しており、専門性の高い診療を提供しています。

体外受精の誘発方法について

　排卵誘発方法は、黄体ホルモン剤を利用したPPOS法という高刺激がメインです。可能であればしっかり刺激を行い多くの卵子をとることが最も患者さんにとって費用対効果が良いと考えています。

　もし、胚を残せた状態で妊娠した場合、次回は移植から始めることができます。

　オンライン教室でもお話しさせていただいておりますので、ご参考ください。

主な連携・紹介施設など		
健診・分娩施設／お住まいの地域の総合病院など	内科系疾患／お住まいの地域の総合病院など	
婦人科検査・外科／お住まいの地域の総合病院など	助成金行政窓口／豊島区役所、お住まいの地域の役所・保健所	

体外受精の診療実績

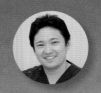

医師	看護師	培養士	検査技師	相談スタッフ	事務
13人	15人	12人	0人	1人	13人

年間治療実施数について

統計期間：2020年1月～2020年12月（12ヵ月で計算）

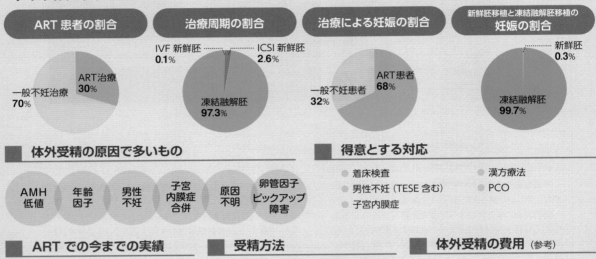

ART患者の割合
- 一般不妊治療 70%
- ART治療 30%

治療周期の割合
- IVF 新鮮胚 0.1%
- ICSI 新鮮胚 2.6%
- 凍結融解胚 97.3%

治療による妊娠の割合
- 一般不妊患者 32%
- ART患者 68%

新鮮胚移植と凍結融解胚移植の 妊娠の割合
- 新鮮胚 0.3%
- 凍結融解胚 99.7%

体外受精の原因で多いもの

AMH低値　年齢因子　男性不妊　子宮内膜症合併　原因不明　卵管因子ピックアップ障害

得意とする対応

- 着床検査
- 男性不妊（TESE含む）
- 子宮内膜症
- 漢方療法
- PCO

ARTでの今までの実績

患者平均年齢	出産の最高齢者	最高齢患者	多胎発生率
36.7歳	44歳	47歳	1.1%

受精方法

- ☑ 通常の媒精
- ☑ 顕微授精
- ☑ スプリットICSI
- ☐ レスキューICSI
- ☐ IMSI
- ☐ 未成熟卵培養

体外受精の費用（参考）

体外受精	16～25万円
顕微授精	3万円～
使用薬剤は別途	※ 個々の症例により
その他項目	違ってきます。

着床前診断・着床能検査で実施しているもの

- PGT-A検査
- ERA検査
- 子宮内マイクロバイオーム検査
- 感染性慢性子宮内膜炎検査
- その他、着床に関する検査

01 治療をはじめるときに

ARTの説明会

形式	
説明するスタッフ	
ARTの資料	● オリジナル冊子 ● 業者からの提供

[説明会の様子と日程]

毎土曜日午後、約2時間ビデオやイラストなどを使って不妊カウンセラー、培養士から説明をし、医師による質疑応答も行っています。現在COVID-19の影響で開催できないため、オンラインによる教室を案内中です。

相談窓口

形式	
説明するスタッフ	

治療前の確認と検査

確認すること
- 治療歴 ● 治療にむけての夫婦生活 ● 妊娠歴 ● 出産歴
- 夫婦の入籍状況 ● 夫婦の卵子と精子での治療であること ● 保険証

治療周期前に行う検査
- 月経の様子 ● 基礎体温 ● ホルモン値 ● 子宮検査 ● 卵管検査
- 卵巣検査 ● 精液検査 ● AMH値 ● 感染症検査

※ アイコン表示　複数患者対象　個別対応　電話対応　メール対応　FAX対応　面談対応　Web対応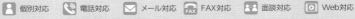

02 誘発方法と薬剤について

誘発方法の比率

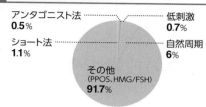

- アンタゴニスト法 0.5%
- 低刺激 0.7%
- ショート法 1.1%
- 自然周期 6%
- その他（PPOS、HMG/FSH）91.7%

使用薬剤

	薬剤名	製品名
錠剤	シクロフェニル	
	クロミフェン	クロミッド
	レトロゾール	
噴霧	GnRH アゴニスト	ブセレキュア
	GnRH アンタゴニスト	レルミナ
注射	HMG	HMG筋注用「F」
	recFSH	ゴナール F 皮下注ペン
	FSH	フォリルモン P
	hCG 注射剤	hCG「F」
	rechCG	オビドレル

錠剤　噴霧　注射　●自己注射 … 可

05 培養室について

衛生&管理面での厳守

 入室時の手洗い
 専用衣服・帽子・マスクの着用
 空調管理
 室内清掃

 温度、酸素濃度の確認
 作業マニュアル（更新含む）
 勉強会や検討会がある
 ミスが起きた時の対応はすぐにとれる

培養室スタッフ

専任培養士 12人 ＋ 補助 アシスタント 4人

［管理責任者］松本 玲央奈

凍結保存

胚　精子　［延長連絡］手紙、電話、メール

胚：期間&費用 … 12ヵ月 55,000円（凍結料に含む）
更新 … 33,000円/1周期

03 採精について

自宅で採精 99.7%
院内採精 0.3%

採精方法　TESE、MD-TESE

［男性不妊対応］自院対応、連携施設有り

06 胚移植について

 分割胚　原則 1個
 胚盤胞　原則 1個

移植胚の状態

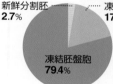

- 新鮮分割胚 2.7%
- 凍結分割胚 17.9%
- 凍結胚盤胞 79.4%

［黄体管理（薬剤）］
 注射　服薬　貼付　膣剤

04 採卵について

事前検査回数	エコー検査 4回	ホルモン検査 4回

採卵時の麻酔	静脈麻酔（全麻含む）、局所麻酔、無麻酔

採卵時スタッフ

採卵のタイミング・他

hCG注射 36時間後　GnRH アゴニスト点鼻 36時間後

卵胞径 18~20ミリ

 採卵後休憩 30~90分
 付き添い −
 使用採卵針 20~21G

07 妊娠について

妊娠判定受診日	分割胚移植後 11日	胚盤胞移植後 9日

陽性の場合	判定日の内診 無
	妊娠中の診察 9週まで
	［分娩］紹介施設有、患者さんが決めている

陰性の場合	次回診察 月経 2~3日目
	カウンセリング 有

  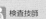

医療法人社団 煌の会
山下湘南夢クリニック

心穏やかに最先端の不妊治療を、最高水準の技術で受ける事ができる不妊治療施設です。

　山下湘南夢クリニックは最先端の不妊治療を、最高水準の技術と設備で、心穏やかに受けることができる不妊治療施設です。卵巣を取り囲む環境をできるだけ壊さないように、薬物の投与は必要最小限におさえ、質の高い卵子を獲得することを心がけています。このことが良好な治療成績につながっているばかりでなく、患者様の心身に対する負担を軽減し、不必要な治療費を削減することに役立っていると考えております。

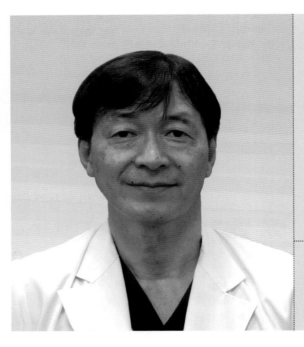

山下 直樹 院長
Naoki Yamashita

1984 年	金沢大学医学部卒業
1988 年	金沢大学大学院外科系修了　医学博士号取得
1989 年	金沢大学第一病理学教室専修生修了
	病理解剖医免許取得
	金沢赤十字病院産婦人科医局入局
1994 年	日本産科婦人科学会専門医取得
1995 年	日本赤十字社国際医療協力事業でカンボジア派遣
1998 年	金沢赤十字病院産婦人科部長就任
1999 年	加藤レディスクリニック勤務。
2009 年	日本生殖医学会生殖医療専門医取得
	山下湘南夢クリニック開院

[資格]
- ● 医学博士
- ● 病理解剖医
- ● 日本産科婦人科学会専門医
- ● 日本生殖医学会生殖医療専門医

[所属学会]
- ● 日本産科婦人科学会
- ● 日本生殖医学会
- ● 日本受精着床学会
- ● 日本卵子学会
- ● ヨーロッパヒト生殖医学会

TEL 0466-55-5011

受付時間
午前 10：00～13：00
午後 15：30～18：30

診療時間

	月	火	水	木	金	土	日	祝察
午前	○	○	○	○	○	○※1	△※2	○
午後	○	○	○	○	○	－	－	－

※1 土曜日は午前診療のみ（9：30～13：00）
※2 日曜日は、採卵・移植及び医師指定患者様のみの診療となります。

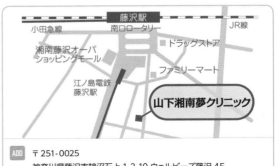

ADD 〒251-0025
神奈川県藤沢市鵠沼石上 1-2-10 ウェルビーズ藤沢 4F
交通：JR 東海道線・小田急江ノ島線　藤沢駅南口徒歩 4 分
　　　江ノ島電鉄線　藤沢駅徒歩 3 分

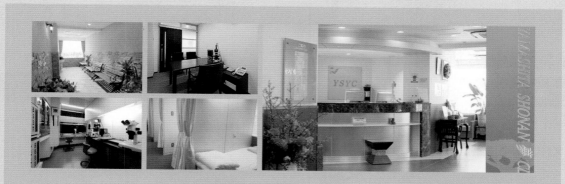

― 無駄を省く ― 現代の医療の提供

　皆さんはご自分のスマホや PC の機能をフルに使いきっているでしょうか?

　おそらくプロやマニアックな少数のユーザー以外はその機能の 10 分の 1 も使っていないのではないでしょうか。医療も同じようなところがあって、或は治療が思うようにいかなかった時"なんでその検査をやらなかったのか?"という誹りを受けないために、新しい検査が開発されると、その検査の必要性はともかく、新しいという理由だけで検査が次々と行われ、雪だるま式に医療費が高額になっていく傾向があります。日進月歩の生殖医療の世界では、この傾向が強いところがあります。

YSYC の ART の目指すところ

　YSYC のデータでは、採卵率は約 90%、受精率は約 80%、受精卵が胚盤胞に育つ確率は 40 － 50% です。また、胚盤胞移植をして生児を獲得する確率は約 30 － 40%(平均年歴 39 才)です。これらの数字から推定できることは、一回の採卵で 4 － 5 個の卵子を獲得する採卵を 1 － 2 度することが、患者さんにとって身体的、経済的、時間的そして倫理的に負担の少ない、最も合理的な方法と言えます。

　また、YSYC では患者さんの持つ受精卵を育て上げる力をできるだけ生かすために新鮮胚移植も積極的に行っています。

負担は患者さんに

　現在、約 15 人に 1 人のお子さんは体外受精や顕微授精で生まれていてその割合はどんどん高くなっています。そして、その最も一般的な世界共通のやり方が過排卵刺激―胚盤胞凍結―ホルモン補充周期凍結胚盤胞胚移植という方法です。一挙に 20-30 個の卵子を卵巣から文字通り絞り出し採卵するために、高額な注射を連日打ち続けます。20-30 個の卵子を採卵するためには 30 分以上の時間を要し、痛みを伴うため全身麻酔が必要となります。そして、採卵された多数の卵子の中から質の高い受精卵を判別するために、すぐには子宮に戻さず培養液中で受精卵を育てることになります。また、過排卵刺激を行った卵巣は腫れて腹水が溜まりやすいため(卵巣過刺激症候群)に、胚盤胞まで育ち上がった受精卵は凍結保存され移植の時期を待つことになります。もちろん、自然の妊娠で凍結保存という過程は存在しません。過排卵刺激を行った卵巣の機能は正常化するまで 2 － 3 か月を要するためなかなか移植周期には入れません。このため、高額な貼り薬や膣錠などを毎日使用して移植の準備をするホルモン(剤)補充周期胚移植を行うことになります。

　こう考えると、卵巣過剰刺激を行った身体的、経済的、時間的なツケは患者さんが被っていることになります。さらに、余剰胚を廃棄する倫理的負担を患者さんが負うことになります。

真に良いものは取り入れること、そして独自の研究開発

　PIEZO － ICSI、Time Lapse Incubator、新しい培養液など本当に治療成績の向上につながる技術や装置は積極的に採用しているだけでなく、卵子に負担のかからない採卵針の開発、受精卵の着床に関わる遺伝子の同定や受精卵の非侵襲的染色体検査の開発など独自の研究開発を併設の高度生殖医療研究所で行っています。

主な連携・紹介施設など	健診・分娩施設／患者希望施設に紹介	内科系疾患／特になし
	婦人科検査・外科／特になし	助成金行政窓口／お住まいの地域の役所・保健所

体外受精の診療実績

医師	看護師	培養士	検査技師	相談スタッフ	事務
3人	8人	7人	1人	1人	7人

年間治療実施数について

統計期間：2019年1月～2019年12月（12ヵ月で計算）

ART患者の割合
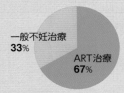
- 一般不妊治療 33%
- ART治療 67%

治療周期の割合
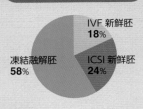
- IVF 新鮮胚 18%
- ICSI 新鮮胚 24%
- 凍結融解胚 58%

治療による妊娠の割合
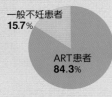
- 一般不妊患者 15.7%
- ART患者 84.3%

新鮮胚移植と凍結融解胚移植の妊娠の割合
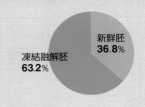
- 新鮮胚 36.8%
- 凍結融解胚 63.2%

体外受精の原因で多いもの

- 卵管因子 ピックアップ障害
- 受精障害
- 加齢による卵の質の低下
- 着床障害

得意とする対応

- 自然に近い体外受精
- 卵巣刺激法
- 採卵・移植技術
- 無駄を省いた生殖医療
- 培養技術
- OHSSをおこさない

ARTでの今までの実績

患者平均年齢	出産の最高齢者	最高齢患者	多胎発生率
38.4歳	48歳	53歳	1.1%

受精方法

- ☑ 通常の媒精
- ☑ 顕微授精
- ☑ スプリットICSI
- ☑ レスキューICSI
- ☑ IMSI
- ☑ 未成熟卵培養

体外受精の費用（参考）

体外受精	基本料金＋成功報酬	2～20万円
顕微授精	基本料金＋成功報酬	4～22万円
使用薬剤は別途		5千円から
その他項目	胚盤胞培養	3～21万円
	胚盤胞凍結	4～9万円

着床前診断・着床能検査で実施しているもの

- PGT-A検査
- ERA検査
- 子宮内マイクロバイオーム検査
- 感染性慢性子宮内膜炎検査
- その他、着床に関する検査

01 治療をはじめるときに

ARTの説明会

形式	
説明するスタッフ	
ARTの資料	―

［説明会の様子と日程］

Zoomによるオンライン説明会を行っています。医師、胚培養士、研究、経理より当院の診療の特徴や成績・費用についての説明と、質疑応答にて皆様の疑問にお答えしています。詳細はホームページでご確認ください。

相談窓口

形式	予約不要 ✉
説明するスタッフ	

治療前の確認と検査

確認すること
- 治療歴
- 妊娠歴
- 出産歴
- 夫婦の入籍状況
- 保険証

治療周期前に行う検査
- ホルモン値
- 子宮検査
- 卵管検査
- 卵巣検査
- 精液検査
- AMH値

02 誘発方法と薬剤について

誘発方法の比率

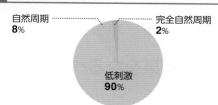

- 自然周期 8%
- 完全自然周期 2%
- 低刺激 90%

使用薬剤

	薬剤	製品名
錠	シクロフェニル	
	クロミフェン	クロミッド
	レトロゾール	レトロゾール
噴霧	GnRH アゴニスト	ブセレリン
	GnRH アンタゴニスト	
注射	HMG	フェリング
	recFSH	ゴナール F
	FSH	
	hCG 注射剤	モチダ筋注用
	rechCG	オビドレル

錠剤　噴霧　注射　　● 自己注射 … 可

---

03 採精について

自宅で採精	院内採精	採精方法
91.4%	8.6%	TESE、PESA

[男性不妊対応] 自院対応

---

04 採卵について

事前検査回数	エコー検査 3~4回	ホルモン検査 3~4回		
採卵時の麻酔	局所麻酔、痛み止めのみ、無麻酔			
採卵時スタッフ				
採卵のタイミング・他	hCG 注射 36時間後	GnRH アゴニスト点鼻 31~33時間後		
	卵胞径 18~20ミリ			
	採卵後休憩 10分	付き添い －	使用採卵針 22G	

---

05 培養室について

衛生&管理面での厳守

- ☑ 入室時の手洗い
- ☑ 専用衣服・帽子・マスクの着用
- ☑ 空調管理
- ☑ 室内清掃
- ☑ 温度、酸素濃度の確認
- ☑ 作業マニュアル（更新含む）
- ☑ 勉強会や検討会がある
- ☑ ミスが起きた時の対応はすぐにとれる

培養室スタッフ

 専任培養士 6人　　 検査技師兼任 1人

[管理責任者] 河野 博臣

凍結保存

 胚　精子　卵子　未婚

[延長連絡] 手紙

胚：期間&費用…6ヵ月 40,000 円
更新…30,000 円

---

06 胚移植について

分割胚	原則 1個	胚盤胞	原則 1個

移植胚の状態

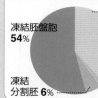

- 凍結胚盤胞 54%
- 新鮮分割胚 38.7%
- 凍結分割胚 6%
- 新鮮胚盤胞 1.3%

[黄体管理（薬剤）]

注射　服薬　貼付　腟剤

---

07 妊娠について

妊娠判定受診日	分割胚移植後 12日	胚盤胞移植後 7日	
陽性の場合	判定日の内診	無	
	妊娠中の診察	9週まで	
	[分娩] 患者さんが探して決めている		
陰性の場合	次回診察	月経 3日目	
	カウンセリング	無	

 医師　 看護師　 培養士　 検査技師　相談スタッフ　事務　IVFコーディネーター　麻酔医　未婚女性の卵子

佐久平エンゼルクリニック

無駄な治療、無駄な時間をかけないよう、結果をなるべく早く出すことを意識した治療を心掛けています。

　不妊治療で大切なことは、妊娠という結果をなるべく早く出すことです。本気で子どもが欲しいと願うカップルの皆様に、質の高い生殖医療を提供することで結果をなるべく早く出し、その後に控える出産、育児にスムーズにつなげていただくことを目標にしています。

　残された人生の多くの時間をこれから生まれてくるお子様とぜひ有意義にすごしていただきたいと願っています。

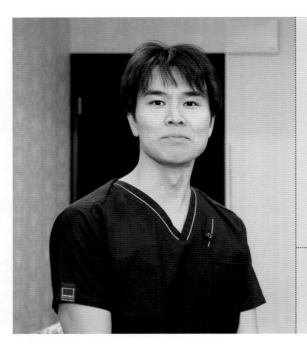

政井 哲兵 院長
Teppei Masai

2003 年	鹿児島大学医学部卒業、東京都立府中病院 （現東京都立多摩総合医療センター）研修医
2005 年	東京都立府中病院産婦人科
2007 年	日本赤十字社医療センター産婦人科
2012 年	高崎 ART クリニック
2014 年	佐久平エンゼルクリニック開設

【資格】
● 日本生殖医学会認定
　生殖医療専門医
● 日本産科婦人科学会認定
　産婦人科専門医

【所属学会】
● 日本生殖医学会
● 日本産科婦人科学会
● 日本受精着床学会

TEL 0267-67-5816

受付時間
午前 8：00～11：30
午後 14：00～16：30

診療時間

	月	火	水	木	金	土	日	祝祭
午前 8：00～11：30	○	○	○	○	○	○	—	—
午後 14：00～16：30	○	○	—	○	○	—	—	—

※不定休となる場合がありますので、必ず電話にてご確認ください。

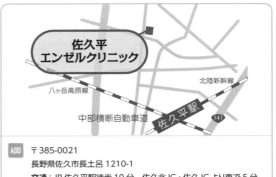

ADD 〒385-0021
長野県佐久市長土呂 1210-1
交通：JR 佐久平駅徒歩 10 分、佐久北 IC・佐久 IC より車で 5 分

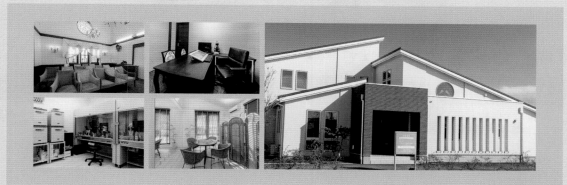

地域に信頼の ART 施設

　通院患者の割合は、一般不妊治療が 1 割で ART 患者が 9 割です。前年度の比率にみる一般不妊治療約 4 割と ART 約 6 割から比べ、ART 患者が増えていることがわかります。理由としては、患者層の高齢化によるところが大きいと思われます。

　少しでも若いうちに、また悩み始めた早い段階でアクセスの良い不妊治療施設と出会えれば、短い期間での妊娠も期待でき、地域に根ざした意義深い診療にさらに拍車がかかるものと感じます。

はじめに説明会を設けています

　新型コロナウイルス感染症対策のため、体外受精の説明会をウェブで配信しています。治療のことが知りたい、体外受精を考えているというご夫婦が、いつでも、誰でも、自由に見ることができます。診察前に説明会を見ておくことで、診察時に医師から直接疑問や不安などを話すことができます。これによってさらに理解を深め、安心して治療を受けることができるでしょう。その後、実際に治療をはじめられる時には説明資料が配布され、また、治療に関する疑問はメール相談ができるなど、治療説明や不安の軽減に力を入れています。

TESE手術の連携

　高度医療を必要とする男性不妊治療でも、首都圏の男性不妊専門クリニックとの連携で、転院することなく治療を進めることができる体制を整えています。

　例えば、精巣から精子を回収する TESE 手術の場合、首都圏の男性不妊専門クリニックで手術を行い、回収できた精子を使って TESE‐ICSI をします。すでにこの方法で妊娠され、無事に卒業していった夫婦もいます。地元で体外受精を受けられることは、必要とする夫婦にとって大きな通院負担、金銭的負担の軽減につながっています。

胚移植と妊娠判定

　胚移植は、8割以上が凍結胚盤胞で行っています。治療周期の割合も凍結融解胚での割合が約8割、また新鮮胚と凍結胚移植の妊娠の割合も9割以上が凍結融解胚であることから、凍結胚移植が第一選択になっていることがうかがえます。

　移植胚数は1個、その成果もあり多胎発生率0％を昨年度から保ち続け、出産を見据えた質の高い医療を提供しているといえるでしょう。移植後の黄体管理は腟坐薬で行い、通院することなく自己管理で移植後の生活を送ることができます。

主な連携・紹介施設など

健診・分娩施設／お住まいの地域の総合病院など
婦人科検査・外科／お住まいの地域の総合病院など

内科系疾患／お住まいの地域の総合病院など
助成金行政窓口／佐久市役所、お住まいの地域の役所・保健所

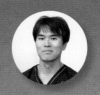

佐久平エンゼルクリニック
体外受精の診療実績

医師 **2**人	看護師 **7**人	培養士 **3**人	検査技師 **1**人	相談スタッフ **4**人	事務 **2**人

年間治療実施数について

統計期間：2020年1月〜2020年12月（12ヵ月で計算）

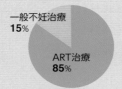

ART患者の割合
- 一般不妊治療 **15%**
- ART治療 **85%**

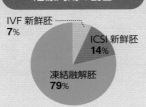

治療周期の割合
- IVF新鮮胚 **7%**
- ICSI新鮮胚 **14%**
- 凍結融解胚 **79%**

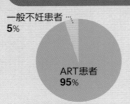

治療による妊娠の割合
- 一般不妊患者 **5%**
- ART患者 **95%**

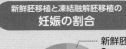
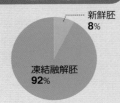

新鮮胚移植と凍結融解胚移植の 妊娠の割合
- 新鮮胚 **8%**
- 凍結融解胚 **92%**

体外受精の原因で多いもの

- 加齢
- 男性因子

得意とする対応

- 凍結胚移植
- 顕微授精

ARTでの今までの実績

患者平均年齢	出産の最高齢者	最高齢患者	多胎発生率
38歳	**45**歳	**44**歳	**0**%

受精方法

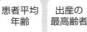

- ☑ 通常の媒精
- ☑ 顕微授精
- ☑ スプリットICSI
- ☑ レスキューICSI
- ☐ IMSI
- ☐ 未成熟卵培養

体外受精の費用 (参考)

体外受精	**20**万円
顕微授精	**25**万円
使用薬剤は別途	**10**万円
その他項目（検査）	**10**万円

着床前診断・着床能検査で実施しているもの

- 子宮内膜着床能検査（ERA検査）
- 子宮内マイクロバイオーム検査（EMMA検査）
- 慢性子宮内膜炎検査（ALICE検査）

01 治療をはじめるときに

ARTの説明会

形式	👤 📹
説明するスタッフ	👨‍⚕️ 👩‍🔬
ARTの資料	● オリジナル冊子

[説明会の様子と日程]

現在ネット配信による説明会としており、新型コロナウイルスの院内感染対策を行っております。

相談窓口

形式	📞 ✉️
説明するスタッフ	👨‍⚕️ 👩‍⚕️ 👤

治療前の確認と検査

確認すること
- 治療歴
- 夫婦の入籍状況
- 夫婦の卵子と精子での治療であること

治療周期前に行う検査
- ホルモン値
- 子宮検査
- 卵管検査
- 精液検査
- AMH値

※ アイコン表示　複数患者対象　個別対応　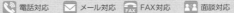電話対応　メール対応　FAX対応　面談対応　Web対応

02 誘発方法と薬剤について

■ 誘発方法の比率

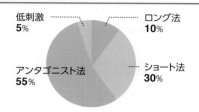

- 低刺激 5%
- ロング法 10%
- ショート法 30%
- アンタゴニスト法 55%

使用薬剤

	薬剤名	商品名
錠剤	シクロフェニル	
	クロミフェン	クロミッド
	レトロゾール	フェマーラ
噴霧	GnRH アゴニスト	ブセレリン
	GnRH アンタゴニスト	ガニレスト
注射	HMG	HMG 筋注用「あすか」、hMG フェリング
	recFSH	
	FSH	uFSH 注用
	hCG 注射剤	
	rechCG	オビドレル

錠剤　噴霧　注射　　　● 自己注射 … 可

---

05 培養室について

■ 衛生&管理面での厳守

- ☑ 入室時の手洗い
- ☑ 専用衣服・帽子・マスクの着用
- ☑ 空調管理
- ☑ 室内清掃

- ☑ 温度、酸素濃度の確認
- ☑ 作業マニュアル（更新含む）
- ☑ 勉強会や検討会がある
- ☑ ミスが起きた時の対応はすぐにとれる

培養室スタッフ

専任培養士 3 人　　検査技師兼任 1 人

［管理責任者］清水 理香

凍結保存

胚　精子　　　［延長連絡］はがき

胚：期間&費用 … 12ヵ月 30,000 円
更新 … 10,000 円 / 年

---

03 採精について

 自宅で採精 80%　 院内採精 20%

採精方法　TESE、MD-TESE

［男性不妊対応］連携施設有り

---

04 採卵について

事前検査回数	エコー検査 4~5 回　ホルモン検査 4~5 回
採卵時の麻酔	静脈麻酔 (全麻含む)
採卵時スタッフ	👨‍⚕️👩‍⚕️👨
採卵のタイミング・他	hCG 注射 35 時間後　GnRH アゴニスト点鼻 35 時間後　卵胞径 20 ミリ

採卵後休息 120 分　　付き添い 可　　使用採卵針 20 G

---

06 胚移植について

 分割胚 原則 1 個　　 胚盤胞 原則 1 個

移植胚の状態

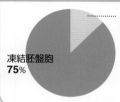

- 新鮮分割胚 21%
- 凍結胚盤胞 75%

［黄体管理（薬剤）］

 腟剤

---

07 妊娠について

妊娠判定受診日	分割胚移植後 13 日　胚盤胞移植後 10 日
陽性の場合	判定日の内診 無　妊娠中の診察 10 週まで　［分娩］紹介施設有
陰性の場合	次回診察 月経 3 日目　カウンセリング 有

医療法人　愛誠会
髙橋産婦人科

地元で愛され続け一早く顕微授精を成功させた豊かな経験と確かな知識で、患者様の対応をさせていただいています。

　不妊症と不育症の治療に力を入れている医院です。最高水準を維持しつつ、体外受精だけに頼らない不妊症不育症治療を目指しています。卵管鏡手術や卵子の質の改善を目的とした低用量レーザー（LLLT）による治療も行っており、高気圧カプセルも導入し、アットホームな雰囲気の中で患者さんと正面から向き合い、安心して治療を受けていただける信頼関係を築きながら、最善の治療と長期にわたるケアを共に行っていきます。

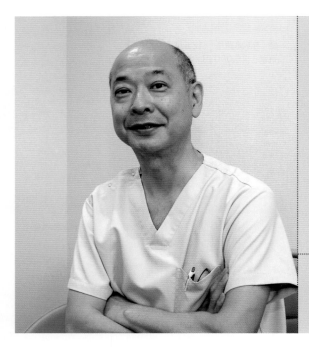

髙橋 誠一郎 院長
Seiichiro Takahashi

平成元年に当医院を開業。県内初の顕微授精に成功し、以来不妊症不育症治療を専門に約5000人の新しい命を送り出す。超多忙な日々の中、高い向上心と信念を持って仕事に取り組んでいます。常に患者さんにとって最善の治療方針を示し、緊急時にも高い技術と判断力で対処し、多くの患者様やスタッフの信頼を得ています 。

[資格]
● 医学博士
● 日本産科婦人科学会専門医

[所属学会]
● 日本産科婦人科学会
● 日本受精着床学会
● 日本生殖医学会

TEL 058-263-5726

受付時間
午前 9：00〜12：00
午後 16：00〜19：00

診療時間

	月	火	水	木	金	土	日	祝祭
午前 9：00〜12：00	○	○	○	○	○	○	—	—
午後 16：00〜19：00	○	○	○	—	○	△	—	—

△ 土曜午後は 14：00 〜 16：00 まで

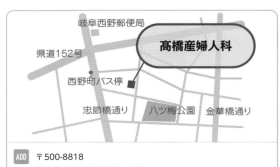

ADD 〒500-8818
岐阜県岐阜市梅ヶ枝町 3-41-3
交通：岐阜バス 西野町バス停よりすぐ

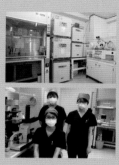
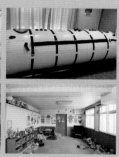
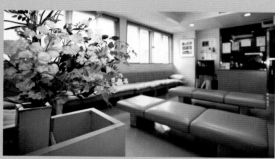

インフォームドコンセントを大切に

インフォームドコンセント（患者への説明と理解）を大切にすることを基本に、毎月1回、体外受精説明会を行っています。説明するスタッフは、医師、看護師、培養士、カウンセラー、IVF コーディネーターで、それぞれにスタッフの顔が見え、雰囲気もよくわかり、知識とともに安心感が得られると好評のようです。説明会の後は、質問を受けたり個別の相談にも対応しています。また、院内保育園があり、診療中に無料で預かってもらえるので、2人目不妊の人でも気兼ねなく通院できます。

確かで高い技術を長く提供

髙橋産婦人科は、岐阜県内初となる顕微授精での出産例（1996年）、凍結胚での妊娠例（1998年）を記録した業績があり、以前から確かで高い技術を持っています。通院する患者さんは一般不妊治療患者6割、ART 患者4割で、治療による妊娠の割合も同様の割合ですから、一般不妊治療での成績も良いようです。

内視鏡下卵管形成術も得意とし、体外受精の原因に多い卵管因子の対応にも、体外受精が先行するわけではなく、できる限り自然に近い方法で妊娠できるよう治療を行っていることがわかります。

採卵、そして培養

採卵までにエコー検査が4回とホルモン検査が2回。排卵誘発剤の選択では、自己注射も選べることから仕事と両立している人にとっても通院しやすい環境があるといえるでしょう。採卵手術は、麻酔をして行いますが、完全自然周期法などで採卵数が少ないことが見込まれる場合には無麻酔で行うこともあります。採精は自宅、院内で約半々。男性不妊の場合は連携施設で TESE や MD-TESE などに対応。培養室には、最新の AI を搭載したタイムラプス型インキュベーターを設置し、胚に優しい環境で培養することが可能です。

胚移植と妊娠判定

胚移植は、凍結胚、新鮮胚が約半々ですが、妊娠の割合を見ると凍結融解胚での妊娠がかなりリードしています。患者さんの平均年齢は38歳ですが、最高齢患者が52歳、出産の最高齢者46歳ということから考えると、新鮮胚での移植選択が判断されるケースも少なくないことがうかがえます。

妊娠後は12週まで診察をしますが、もともと分娩も扱っていたことから、患者にとっては心強いようです。1人目の治療後に、2人目も、3人目もここでという患者さんが多いことでも知られています。

主な連携・紹介施設など	健診・分娩施設／操レディスホスピタル 婦人科検査・外科／近隣の産婦人科医院や病院	助成金行政窓口／岐阜市役所、お住まいの地域の 役所・保健所

高橋産婦人科

体外受精の診療実績

医師	看護師	培養士	検査技師	相談スタッフ	事務
1人	16人	2人	4人	1人	5人

年間治療実施数について

統計期間：2020年1月〜2020年12月（12ヵ月で計算）

ART患者の割合

- ART治療 62.5%
- 一般不妊治療 37.5%

治療周期の割合

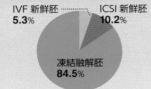

- IVF 新鮮胚 5.3%
- ICSI 新鮮胚 10.2%
- 凍結融解胚 84.5%

治療による妊娠の割合

- ART患者 33%
- 一般不妊患者 67%

新鮮胚移植と凍結融解胚移植の妊娠の割合

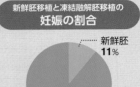

- 新鮮胚 11%
- 凍結融解胚 89%

体外受精の原因で多いもの

- 卵管因子
- 年齢因子
- 原因不明
- 男性不妊
- 子宮内膜症

得意とする対応

- 内視鏡下卵管形成術
- 凍結融解胚移植

ARTでの今までの実績

患者平均年齢	出産の最高齢者	最高齢患者	多胎発生率
38歳	46歳	52歳	3%

受精方法

- ☑ 通常の媒精
- ☑ 顕微授精
- ☑ スプリットICSI
- ☑ レスキューICSI
- ☐ IMSI
- ☐ 未成熟卵培養

体外受精の費用 (参考)

体外受精	18.5 〜 30万円
顕微授精	20.5 〜 40万円
使用薬剤は別途	ー
その他項目	ー

着床前診断・着床能検査で実施しているもの

- ERA検査
- 子宮内マイクロバイオーム検査
- 感染性慢性子宮内膜炎検査

01 治療をはじめるときに

ARTの説明会

形式	通院患者のみ
説明するスタッフ	
ARTの資料	● オリジナル冊子

[説明会の様子と日程]

月に1度、ご予約頂いた約20組のご夫婦を対象に、体外受精の流れ、副作用などを約1時間かけて説明させていただいてます。その後は、質疑応答。その際は個別にも対応させていただいております。

相談窓口

形式	
説明するスタッフ	

治療前の確認と検査

確認すること

- 治療歴 ● 治療にむけての夫婦生活 ● 妊娠歴 ● 出産歴 ● 夫婦の入籍状況 ● 夫婦の卵子と精子での治療であること ● 保険証

治療周期前に行う検査

- 月経の様子 ● 基礎体温 ● ホルモン値 ● 卵管検査 ● 卵巣検査
- 精液検査

※ アイコン表示 複数患者対象 個別対応 電話対応 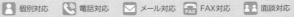メール対応 FAX対応 面談対応 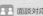Web対応

02　誘発方法と薬剤について

■ 誘発方法の比率

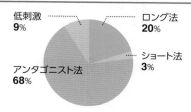

- 低刺激 **9**%
- ロング法 **20**%
- ショート法 **3**%
- アンタゴニスト法 **68**%

使用薬剤

	シクロフェニル	
	クロミフェン	クロミッド 50mg
	レトロゾール	レトロゾール 2.5mg
	GnRH アゴニスト	ナファレリール
	GnRH アンタゴニスト	レルミナ
	HMG	フェリング
	recFSH	
	FSH	フォリルモン P
	hCG 注射剤	hCG
	rechCG	

錠剤　噴霧　注射　　● 自己注射 … 可

03　採精について

自宅で採精 **40**%	院内採精 **60**%	採精方法 TESE、MD-TESE MESA

［男性不妊対応］連携施設有り

04　採卵について

事前検査回数	エコー検査 **4** 回	ホルモン検査 **2** 回
採卵時の麻酔	静脈麻酔（全麻含む）、局所麻酔、無麻酔	
採卵時スタッフ		
採卵のタイミング・他	hCG 注射 **34** 時間後　GnRH アゴニスト点鼻 **34** 時間後　卵胞径 **18** ミリ	

採卵後休憩 **60** 分　付き添い 可　使用採卵針 **20** G

05　培養室について

■ 衛生&管理面での厳守

 入室時の手洗い
 専用衣服・帽子・マスクの着用
 空調管理
 室内清掃
 温度、酸素濃度の確認
 作業マニュアル（更新含む）
 勉強会や検討会がある
ミスが起きた時の対応はすぐにとれる

培養室スタッフ

専任培養士 **1** 人　検査技師兼任 **1** 人　補助アシスタント **3** 人

［管理責任者］松村 愛子

凍結保存

 胚　 精子

［延長連絡］電話

胚：期間&費用 … 12ヵ月 22,000 円
更新 … 27,500 円 / 年

06　胚移植について

 分割胚 原則 **1.2** 個
 胚盤胞 原則 **1.1** 個

移植胚の状態

- 新鮮分割胚 **9**%
- 新鮮胚盤胞 **6**%
- 凍結胚盤胞 **31**%
- 凍結分割胚 **54**%

［黄体管理（薬剤）］

 服薬　 注射　貼付

07　妊娠について

妊娠判定受診日	分割胚移植後 **9** 日	胚盤胞移植後 **6** 日
陽性の場合	判定日の内診 無	妊娠中の診察 **12** 週まで
	［分娩］紹介施設有	
陰性の場合	次回診察 月経 **3** 日目	カウンセリング 有

オーク住吉産婦人科

不妊症の各種検査から体外受精・顕微授精の生殖補助医療まで高度な技術をカバー。バックアップできる治療も広く行うことで充実した診療を進めています。年中無休の不妊専門治療センターです。

　24時間365日体制の高度不妊治療施設です。サテライトクリニックにアクセスの良い「オーク梅田レディースクリニック」があり、体外受精の際に、何度も通院が必要な卵胞チェックや注射などは梅田で行い、採卵や移植は本院で行うスタイルの診療を実施しています。2016年に東京分院として「オーク銀座レディースクリニック」を開院。本院と同様、国際水準の培養室を擁しています。

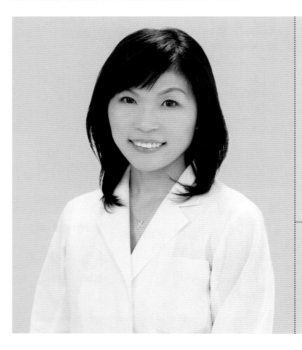

田口 早桐 医師
Sagiri Taguchi

川崎医科大学卒業後、兵庫医科大学大学院にて抗精子抗体による不妊症について研究。病院勤務を経て医療法人オーク会にて最先端の不妊治療に取り組んでいる。国際学術誌への投稿、国内外学会での研究発表多数。著書に、妊活をポジティブに乗り切るためのアドバイス本「ポジティブ妊活7つのルール」（主婦の友社）がある。

[資格]
● 母体保護法指定医
● 日本生殖医学会生殖医療専門医・指導医
● 細胞診指導医
● 臨床遺伝専門医
● 日本産科婦人科学会専門医

[所属学会]
● 日本産科婦人科学会
● 日本麻酔科学会
● 日本受精着床学会
● 日本生殖医学会
● 日本再生医療学会

TEL 0120-009-345 （予約受付 9：00〜17：00）

受付時間
月〜金 9：00〜16：30、17：00〜19：00
土 9：00〜16：00
日・祝 9：30〜15：00

診療日

	月	火	水	木	金	土	日	祝祭
午前	○	○	○	○	○	○	○	○
午後	○	○	○	○	○	○	○	○
夜間	○	○	○	○	○	—	—	—

※ 時間外対応可（24時間365日）

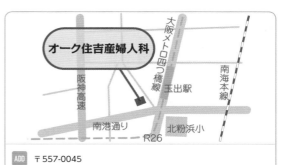

ADD 〒557-0045
大阪府大阪市西成区玉出西2-7-9
交通：大阪メトロ 四つ橋線 玉出駅5番出口すぐ
南海本線 岸里玉出駅玉出口 徒歩10分

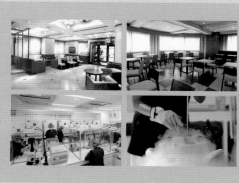
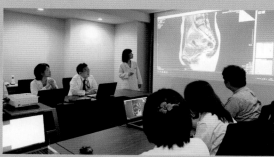

排卵誘発法は

　排卵誘発法は、年齢や PCOS、子宮内膜症などの症状による治療方針別の選択枠組みがあります。PCOS、子宮内膜症などがなく 41 歳以下であれば、ショート法または HMG-MPA 法が第一選択となります。

　また、肥満が原因と考えられる場合には、オーク式ダイエットプログラムで健康的に短期間で減量をした上で治療に臨むことで、妊娠に適した、また妊娠・出産にも安全で、安心できるよう体づくりのサポートも充実させています。

オンライン動画を充実

　オーク会では、ご夫婦が妊娠や不妊、治療に関して十分に理解できるよう、説明会をオンラインで公開しています。体外受精の説明、受精や培養に関する専門的な話など、内容は盛りだくさんです。また、男性不妊、不育症、カウンセリングや遺伝診断などの専門外来があり、専門性の高い外来診療を行っています。

採卵から胚の移植まで

　採卵までの通院は、排卵誘発法や人によって違いもありますが、 4 ～ 10 回です。本院のオーク住吉産婦人科で採卵手術、胚移植を行いますが、それ以外の診察や検査、注射などの処置は、梅田にサテライトクリニックがあるので、通院しやすい場所で受けることができます。また、午前、午後診療だけでなく、夜間診療も行い、時間外対応については 24 時間 365 日受け付けるなど、一人ひとりのライフスタイルに合わせ、無理のない通院、診療を実現させています。

赤ちゃんを授かることを追求する

　オーク住吉産婦人科には、周産期医療に従事した経験を持つ医師が多くいます。そのため、「子どもを授かる」ために何が必要かを追求し、不妊治療だけではなく、その後の妊娠、出産を考えた医療を提供しています。また、実際の治療に活かすための研究にも熱心で、培養技術や胚移植方法などオーク式によるものもあります。そして、将来の妊娠・出産に備えた卵子凍結も行っており、凍結卵子を用いた妊娠、出産例をいち早く発表しています。

主な連携・紹介施設など	健診・分娩施設／オーク住吉産婦人科 （22 週までの健診）その他	内科系疾患／オーク住吉産婦人科 不妊内科 助成金行政窓口／お住まいの地域の役所・保健所
	婦人科検査・外科／オーク住吉産婦人科　その他	

体外受精の診療実績

医師	看護師	培養士	検 検査技師	相談スタッフ	事務
11人	13人	17人	4人	0人	15人

年間治療実施数について

統計期間：2020年1月～2020年12月（12ヵ月で計算）

ART患者の割合
- 一般不妊治療 **20%**
- ART治療 **80%**

治療周期の割合
- IVF新鮮胚 **1%**
- ICSI新鮮胚 **4%**
- 凍結融解胚 **95%**

治療による妊娠の割合
- 一般不妊患者 **10%**
- ART患者 **90%**

新鮮胚移植と凍結融解胚移植の妊娠の割合
- 新鮮胚 **10%**
- 凍結融解胚 **90%**

体外受精の原因で多いもの

- 一般不妊治療で妊娠しない
- 女性因子
- 本人の希望
- 年齢因子
- 男性因子

得意とする対応

- 着床不全
- 受精・着床の特殊技術
- 高齢での妊娠
- 不育症
- 男性不妊
- 遠隔診療

ARTでの今までの実績

患者平均年齢	出産の最高齢者	最高齢患者	多胎発生率
38.9歳	44歳	58歳	2%

受精方法

- ☑ 通常の媒精
- ☑ 顕微授精
- ☑ スプリットICSI
- ☐ レスキューICSI
- ☑ IMSI
- ☑ 未成熟卵培養

体外受精の費用（参考）

体外受精 特殊技術抜き	30～50万円	
顕微授精 特殊技術抜き	50～60万円	
使用薬剤	上記金額に含む	
その他項目 凍結・保管	約4万円～	

着床前診断・着床能検査で実施しているもの

- PGT-A検査
- ERA検査
- 子宮内マイクロバイオーム検査
- 感染性慢性子宮内膜炎検査
- その他、着床に関する検査

01 治療をはじめるときに

ARTの説明会

形式	どなたでも 😊 😊 📹
説明するスタッフ	👤 👤 👤 IVF
ARTの資料	● 有り

[説明会の様子と日程]

　田口先生、船曳先生による不妊症の説明、エンブリオロジストによる培養室の特殊技術の解説、体外受精をされたご夫婦の体験談など、盛りだくさんの内容です。

　新型コロナウイルス感染拡大予防のため、説明会の内容を動画で配信しています。詳しくはホームページをご確認ください。

相談窓口

形式	要予約 どなたでも 📞 ✉ 👤
説明するスタッフ	👤 👤 👤 IVF

治療前の確認と検査

確認すること
- 治療歴 ● 妊娠歴 ● 出産歴
- 夫婦の卵子と精子での治療であること ● 保険証

治療周期前に行う検査
- 月経の様子 ● ホルモン値 ● 子宮検査 ● 卵管検査 ● 卵巣検査
- 精液検査 ● AMH値

※ アイコン表示　複数患者対象　個別対応　電話対応　メール対応　FAX FAX対応　面談対応　Web対応

02 誘発方法と薬剤について

■ 誘発方法の比率

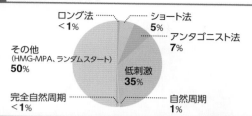

- ロング法 <1%
- ショート法 5%
- アンタゴニスト法 7%
- その他（HMG-MPA、ランダムスタート）50%
- 低刺激 35%
- 完全自然周期 <1%
- 自然周期 1%

使用薬剤

	薬剤名	製品名
◔	シクロフェニル	セキソビット
	クロミフェン	クロミッド
	レトロゾール	レトロゾール
🔲	GnRH アゴニスト	ブセレリン
💉	GnRH アンタゴニスト	セトロタイド、レルミナ
	HMG	フェリング
	recFSH	ゴナール F
	FSH	フォリルモン P
	hCG 注射剤	hCG「F」
	rechCG	オビドレル

◔ 錠剤　🔲 噴霧　💉 注射　　● 自己注射 … 可

03 採精について

🏠 自宅で採精 **70**%	🏥 院内採精 **30**%	採精方法 TESE、MD-TESE

［男性不妊対応］自院対応

04 採卵について

事前検査回数	エコー検査 1~7回	ホルモン検査 0~3回
採卵時の麻酔	静脈麻酔（全麻含む）、局所麻酔、痛み止め、無麻酔	
採卵時スタッフ		※ その他 診療アシスタント

採卵のタイミング・他	hCG注射 **35.5**時間後	GnRHアゴニスト点鼻 **35.5**時間後
	卵胞径 **18**ミリ	
	採卵後休憩 **180**分 ※ 条件：個室	付き添い 可	使用採卵針 **19**G

05 培養室について

■ 衛生&管理面での厳守

 ☑ 入室時の手洗い
 ☑ 専用衣服・帽子・マスクの着用
 ☑ 空調管理
 ☑ 室内清掃

 ☑ 温度、酸素濃度の確認
 ☑ 作業マニュアル（更新含む）
 ☑ 勉強会や検討会がある
 ☑ ミスが起きた時の対応はすぐにとれる

培養室スタッフ

👤 専任培養士 **17**人　　👤 検査技師兼任 **4**人　+ 補助アシスタント **3**人

［管理責任者］高野 智枝

凍結保存

⊛ 胚　　⊢ 精子　　◉ 卵子　　（未婚）　［延長連絡］電話・来院

胚：期間&費用 … 上限2年で任意 32,000円～
更新 … 4,000円＋保管料（期間により異なる）

06 胚移植について

 分割胚 原則 **1~2**個　　 胚盤胞 原則 **1~2**個

移植胚の状態

- 新鮮分割胚 5%
- 新鮮胚盤胞 1%
- 凍結胚盤胞 58%
- 凍結分割胚 36%

［黄体管理（薬剤）］
注射　服薬　貼付　膣剤

07 妊娠について

妊娠判定受診日	分割胚移植後 **15~16**日	胚盤胞移植後 **13**日
陽性の場合	判定日の内診 無	妊娠中の診察 **20**週まで
	［分娩］患者さんが決めている、紹介施設有	
陰性の場合	次回診察 月経発来前	カウンセリング 有

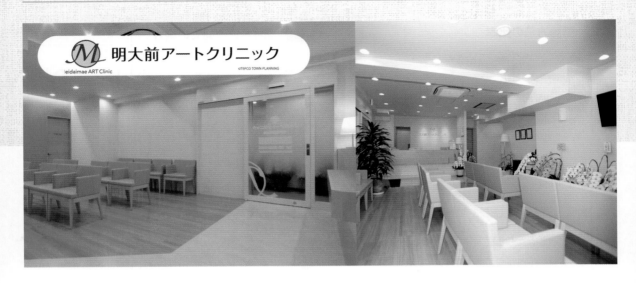

望んでいることは同じでも、それぞれに必要な治療。
それに応えるための診療! そして、体外受精。

不妊治療を行う病院は、大きな病院から小さな病院までいろいろです。例えば、大きな病院には複数の医師がいて、小さな病院では医師が1人とします。きっと、患者さんの数や症例数は複数の医師がいる病院の方が多いでしょう。しかし、生殖医療が進んできている現在、病院のレベルの差は病院の規模に関係ない面もあります。

例えば、複数の医師がいるところでは、医師たちが治療の方針や考えを1つにしておく必要があり、そのことは意外と難しいことのように感じます。担当医制であればまだしも、別の医師が診ることで方針の違いなどがあれば、患者さんは戸惑い不安になってしまうでしょう。それではストレスがたまってしまいます。

患者さんは、みなさん子どもを授かりたくて通院しているのに、その病院で治療を受けるときにストレスを感じていたのでは元も子もありません。

そのようなときには、1人の医師がコツコツと、患者さん一人ひとりを診ていくことの方がよい結果に結びつくものと考えています。それは、生殖医療に努めるスタッフ、看護師や培養士にとっても同じことのように感じています。

明大前アートクリニックの診療の流れ

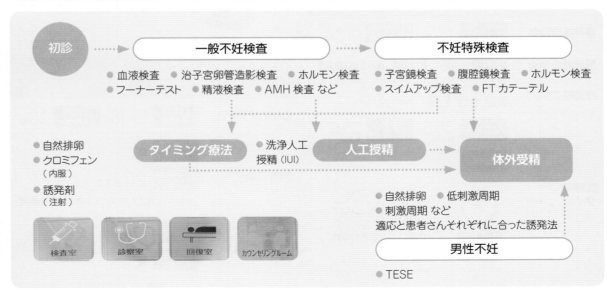

※ FT カテーテルと腹腔鏡検査は外部病院へ紹介

ご夫婦へ説明会

治療を前に、ご夫婦が妊娠と不妊治療に関する知識を得ることはとても大切なことです。私は日頃より診療を通して説明を大事にしていて時間も比較的多めに取るようにしています。また、月に1〜2回、体外受精についての説明会を行っています。

この説明会も私が直接行い、不妊治療や体外受精に関する全般のことをお話しています。

不妊治療には夫婦で臨んでいただきたいと思っています。そのためには、妊娠や不妊治療に関する情報を夫婦で共有することが大切です。オンライン説明会も実施しておりますので、ご希望の方はメール・お電話でご予約下さい。

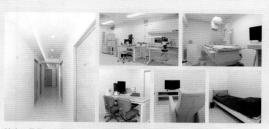

院内の風景／左から 中廊下、培養室、レントゲン室、（下段）診察室、採精室、安静室

地域医療との連携で診療環境を充実

新米医師のころに診た妊婦さんのお子さん（娘さん）をとり上げ、最近では、その娘さんを診察することもあります。

地域に根差し、世代を渡ったつながりができて長くお付き合いをする患者さんもいて、大変ありがたく思っています。

また、長年に渡って産婦人科、不妊診療を行ってきた経験とつながりを活かし、地元地域を担う総合病院だけでなく、近隣の大学病院とも連携して、婦人科系の手術が必要な時や他科診療が必要な時など、さまざまな状況に対応できるようにしています。男性不妊に関しても病院と連携し、無精子症の方の精巣内精子回収術（ＴＥＳＥ）などもできるよう、態勢を整え、患者さんにとっていい環境で治療ができるようになったと思います。

診療の案内

案内1

診療科目
『生殖補助医療』
『一般不妊治療』

不妊治療を行う専門施設ですが、科目は生殖補助医療と一般不妊治療で表記しています。クリニック名に高度生殖補助医療を指すアートとあることで、体外受精がメインのように思われがちですが、一般不妊治療の適応となる方、そして男性不妊（TESEなど）の方含め、高度生殖補助医療まで幅広く専門的に診療しています。

案内2

診療時間
診療時間／（月〜金/AM）9：30〜12：30
　　　　　（月水金/PM）15：30〜20：00
　　　　　火木 PM／18:00 終了　土 PM／17:00 終了
休 診 日／日・祝日　詳細は、HP などでご確認ください。

働きながら通院される患者さんのために、診療時間は 20 時までとしました。これにより、患者さんあたりの診療時間も多めにとることができるようになりました。

体外受精と子どもの将来を考えて

体外受精によって生まれてきた子どもたちが元気で順調に成長しているか、何か問題はないかなどを実際に診ていくことも、不妊治療に携わる医師として必要なことだと考えています。そこで、体外受精によって生まれた子どもの身体発育、精神や運動発達などについて、小児科医や児童心理学などの専門家と一緒に、フォローアップをしていくための準備を進めています。

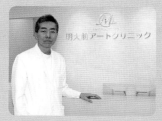

北村 誠司 院長

Profile プロフィール

1987 年　慶應義塾大学医学部卒業
1990 年　同大学産婦人科IVFチームに入る
1993 年　荻窪病院に入職　同部長を経て、
2008 年　虹クリニック院長
2018 年　明大前アートクリニック院長

・医学博士　・日本産科婦人科学会専門医
・日本生殖医学会 生殖医療専門医
・日本産婦人科内視鏡学会 評議員

● タイミング療法から人工授精、体外受精まで視野に入れて通っていただける不妊専門のクリニックです。

私たちは、子どもを授かりたい皆さまのお手伝いが出来るよう、ベストを尽くします。

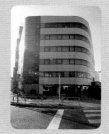

明大前アートクリニック

〒168-0063　東京都杉並区和泉 2-7-1 甘酒屋ビル 2F
TEL：03-3325-1155　URL：https://www.meidaimae-art-clinic.jp

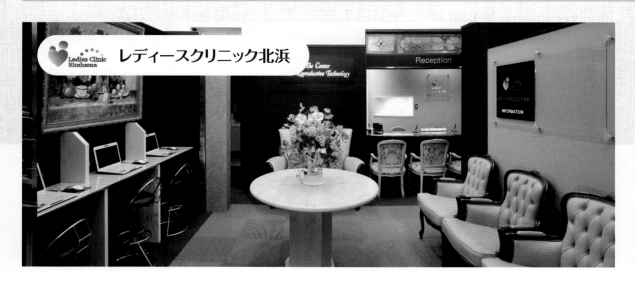

レディースクリニック北浜

体外受精の説明は、一人ひとりに行き届くように
そして胚移植は、治療周期の大事な腕の見せ所です。

大阪の中心部、北浜に 2010 年 1 月に開院し、10 年が過ぎました。治療成績は順調に伸びていますが、診療スタイルに大きな変化はありません。これまで同様に、患者さん一人ひとりに説明が行き届くようにすること、それぞれの不妊原因をしっかり調べること、それが私たちの掲げるテーラーメイド医療へつながっています。そして、医師、看護師、胚培養士、受付などスタッフが 1 つのチームとなってカップルに寄り添って治療を進めるよう努めています。

また、体外受精においては、特に胚移植が私の腕の見せ所です。出産の時、生まれてくる赤ちゃんをふたりで迎えるように、胚を子宮へ戻す時にもご主人様も一緒に手術室へ入り、ふたりで一緒に胚を見守っていただきたいと思っ

ています。今は、コロナ禍で控えていますが、再開の折にはぜひ胚もふたりでお迎えください。

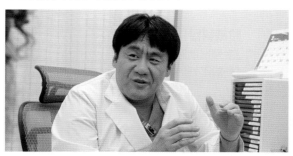

レディースクリニック北浜の説明会

体外受精の説明会は、これから体外受精を受けるカップルを対象に土曜日の午後に行っています。コロナ禍でもあり、今は、皆様に健康面や衛生面での注意とご協力をいただきながら、院内で開催しています。説明は当院の各部門のスタッフが担当し、患者さんにとって安心感があり、リラックスして参加できる会になるよう心がけています。ただし、説明する内容は、どれも重要なことばかりで、私たちスタッフも、参加される人たちも真剣そのものです。

妊娠のしくみから不妊原因、検査、そして治療の方針と方法などを医師から、卵子と精子、受精、培養などについては胚培養士が、また治療スケジュールなどについては看護師、医療費に関することなどは受付が説明します。

説明会の最後には、質問を受ける時間を設け、治療についての疑問点や不安な事などを直接、医師や胚培養士、看

護師に聞くことができるので、より理解も深まり、不妊治療や体外受精への不安や心配も減るのではないかと思います。

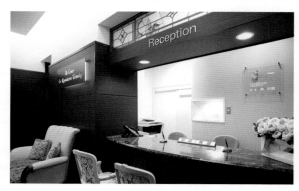

診療スタイル

テーラーメイド医療とフレンドリーARTが特徴です。テーラーメイド医療とは、一人ひとりの患者さんの状態や特徴に合わせて治療を行うことで、それは検査結果や状態からだけではなく、治療への希望なども考慮して、治療方法を提案していきます。

フレンドリーARTとは、体と心に負担の少ない安全で安心できる治療であることをいいます。

テーラーメイド医療＆フレンドリーART、それがレディースクリニック北浜のスタイルです。

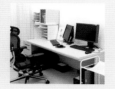

体外受精での誘発、採卵、受精

排卵誘発は、調節卵巣刺激法から低刺激法まで色々あります。いずれの方法を選択するかは、ホルモン値やAMH値の検査結果、年齢、治療歴や希望などから総合的に判断し、患者さんと相談をしながら決めていきます。

実際には採卵までに2〜4回の卵胞計測、そして1〜3回のホルモン検査をして卵胞発育を確認しながら、採卵日を決め、採卵は麻酔をして行います。

採精場所については自宅、院内とそれぞれ半々です。精子の状態や治療歴などから通常媒精か顕微授精かを決めています。

胚移植から妊娠判定まで

全胚凍結が基本で、99%が凍結胚移植になります。凍結胚の内訳は分割胚が57%、胚盤胞が42%で、残り1%が新鮮胚移植です。移植胚は、グレードの良いもの（院内のタイムラプスで得点の高いもの※）から、1個胚移植を行い、状況に応じて2個胚移植をすることもあります。

移植後2週間ほどで妊娠判定を行い、心音が確認されてからの流産は3〜4%。多胎の発生は2〜3%。不育症は、ART患者全体の10%に疑われます。

※最新のタイムラプスはAIを搭載し、胚ごとのグレード評価まで行って表示してくれます。

診療の案内

案内 1

診療科目
『生殖医療』
（一般不妊治療、婦人科）

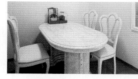
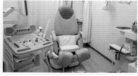

案内 2

診療時間
受付時間／ 9：30〜12：30、16：00〜18：30
診療時間／午前　9：30〜12：30
　　　　　午後 16：00〜18：30
※詳細は、HPなどでご確認ください。

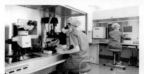
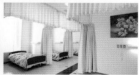

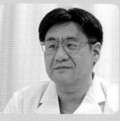

奥　裕嗣 院長

Profile プロフィール

1992年　愛知医科大学大学院修了
1998年より米国のダイアモンド不妊研究所で体外受精、顕微授精等の最先端の生殖技術を3年間研修。
2001年　IVF大阪クリニックに勤務
2004年　IVFなんばクリニックに勤務
2010年　レディースクリニック北浜開院

［所属学会］ ●日本産科婦人科学会 ●日本生殖医学会 ●日本卵子学会
　　　　　　●米国生殖医学会 ●日本受精着床学会 ●欧州ヒト生殖医療学会
［専門医］ ●医学博士 ●日本産科婦人科学会専門医 ●日本生殖医学会生殖医療専門医

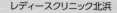

レディースクリニック北浜

〒541-0043　大阪市中央区高麗橋1-7-3　ザ北浜プラザ3F
TEL：06-6202-8739　URL：https://www.lc-kitahama.jp/

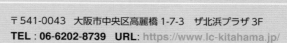

生殖医療を応援する企業の紹介

治療に臨んでいくための参考として、ぜひご覧ください

ART related companies

ママ&パパになるあなたを応援

不妊治療施設に必要資材を納入する企業などを紹介

ART（体外受精や顕微授精などの生殖補助医療）に関係する企業には、婦人科医療に欠かせない医療機器や薬剤のほか、生殖医療・胚培養に必要な医療機器や薬剤、試薬から光学機器、または建築（インテリア〜空調関連他）関係など多数あります。

医療機器や薬剤、試薬などの進歩は治療成績の向上へつながり、治療施設にとっても、赤ちゃんの望むご夫婦にとってもはなくてはならない大事な関係者です。

今回は、その関連企業の中から8社を紹介します。

 ## 薬剤関連　｜ 排卵誘発剤や早期排卵抑制剤など

フェリング・ファーマ株式会社
富士製薬工業
塩野義製薬株式会社
あすか製薬株式会社
メルクバイオファーマ株式会社
MSD株式会社
興和株式会社
株式会社ポーラファルマ
バイエル薬品株式会社
日本イーライリリー株式会社
持田製薬株式会社
キッセイ薬品工業株式会社
武田薬品工業株式会社

 ## 顕微鏡関連　｜ 倒立顕微鏡、実体顕微鏡など

株式会社ニコン
オリンパス株式会社
株式会社東海ヒット

 ## 顕微授精関連　｜ 顕微授精装置、レーザーAHAなど

株式会社ナリシゲ
プライムテック株式会社
株式会社東京インスツルメンツ
ニッコー・ハンセン株式会社
ニプロ株式会社

 ## 検査関連　｜ 超音波検査機器、不妊治療検査など

株式会社アイジェノミクス・ジャパン
株式会社エイオンインターナショナル
GEヘルスケア・ジャパン株式会社
日立アロカメディカル株式会社
ベックマン・コールター株式会社
Varinos 株式会社
Gene Tech 株式会社
コヴィディエンジャパン株式会社

 ## 培養室関連　｜ 培養液、インキュベータ、採卵針など

富士フイルム和光純薬株式会社
株式会社日本医化器械製作所
株式会社ナカメディカル
株式会社東機貿
扶桑薬品工業株式会社
オリジオ・ジャパン株式会社
株式会社メディカルトップス
日本エアーテック株式会社
株式会社アステック
PHCホールディングス株式会社
富士システムズ株式会社
株式会社北里バイオファルマ
サーモフィッシャーサイエンティフィック株式会社
大日本印刷株式会社
日本ブレイディ株式会社
株式会社ファルコバイオシステムズ

 ## 精子関連　｜ 精子検査装置など

株式会社 ジャフコ
株式会社ニューロサイエンス
ストレックス株式会社
加賀ソルネット株式会社

 ## 診療サポート　｜ 予約システム、電子カルテなど

株式会社オフショア
システムロード株式会社
タック株式会社
株式会社メドレー

 ## 妊活サポート　｜ インターネット、サプリメントなど

株式会社ニュートリション・アクト
株式会社ファミワン
株式会社リンクライフ・アイ

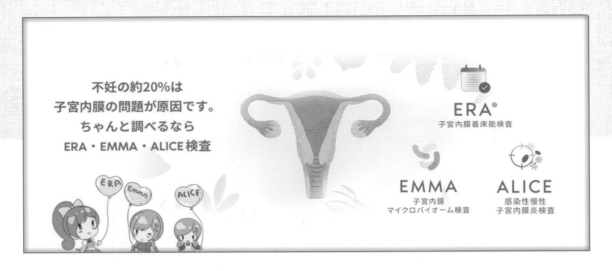

不妊の約20%は
子宮内膜の問題が原因です。
ちゃんと調べるなら
ERA・EMMA・ALICE 検査

ERA®
子宮内膜着床能検査

EMMA
子宮内膜
マイクロバイオーム検査

ALICE
感染性慢性
子宮内膜炎検査

世界で一番信選ばれている着床の検査で妊娠率をアップ!

妊娠の可能性を高めてくれる「子宮内膜の検査」をご存知ですか? 大切な胚を移植するための最適なタイミングを見つけたり、子宮内環境を調べることができる、ERA・EMMA・ALICE 検査です。同時に調べることができる 3 つの検査を合わせて、TRIO（三姉妹）検査と呼んでいます。

ERA 検査と EMMA・ALICE 検査を使用した患者様の妊娠率が、70.6%[*1] まで向上したというデータもあるんですよ!

TRIO 検査は、「着床の窓」と「子宮内フローラ」の遺伝子検査として世界で初めて開発され、世界で、また日本で1番選ばれています。ERA・EMMA・ALICE 検査の詳細は、担当医にお尋ねください。

○ ERA（エラ）検査では、「着床の窓」を特定して体外受精の成功率を高めます。「着床の窓」に合わせて胚移植を行うことで、妊娠率が向上することが分かっています。（図1参照）

○ EMMA（エマ）検査では、子宮内フローラの乱れを特定することで妊娠の可能性を高めます。善玉乳酸菌（ラクトバチルス）を増やし、その他の悪玉菌を治療することで、妊娠率が向上することが分かっています。（図2参照）

○ ALICE（アリス）検査では、慢性子宮内膜炎の原因菌 10 種の有無を調べ、不妊の原因となる慢性子宮内膜炎の予防・治療に役立てます。（図3参照）

ERA検査
あなたの着床の窓を調べます

不妊治療に通う37%位の女性は着床の窓の時期がズレています

●子宮内膜が胚が受け入れるために最適な状態となり、受精卵が着床可能になるタイミングのことを「着床の窓」と呼びます。
●「着床の窓」には個人差があります。
●わずか 12 時間の移植タイミングのずれによって、受精卵が着床できないことがあります。

├37%ズレている┤

ERAで妊娠率を25%アップ!

図1

EMMA検査
子宮内膜の細菌の種類と量を調べます

●「何度も胚移植しているのに、着床しない」この悩みを抱える人の約50%に子宮内フローラの乱れがあります。
●検出された菌の種類に合わせて最適な抗生剤が推奨されるので、抗生剤の使い過ぎを防ぐことができます。

子宮内乳酸菌が多い群	子宮内乳酸菌が少ない群
70.6% 妊娠率	33.3%
58.8% 生児出産率	6.7%

図2

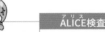

ALICE検査
慢性子宮内膜炎を起こす細菌を調べます

習慣性流産や着床不全患者では66%が罹患していると言われています

●最先端の遺伝子検査技術を用いることで、これまでの手法では特定できなかった菌の検出も可能となりました。
●炎症が起こる前であっても、慢性子宮内膜炎の発生を予防することができます。

66%罹患している

EMMA/ALICEで
着床・妊娠率をアップ!

図3

*1 Evidence that the endometrial microbiota has an effect on implantation success or failure. Moreno, Inmaculada et al. American Journal of Obstetrics & Gynecology, Volume 215, Issue 6, 684 – 703.
　 ERA で Receptive になった方のみを対象として、ラクトバチルス 90% 以上の女性とそうでない女性の着床率、妊娠率、出生率を比較しました。

 アイジェノミクスの Smart PGT-A 検査を、
TRIO 検査と組み合わせることで、
着床の可能性がさらに高まります!

WEBSITE　アイジェノミクス

Blog 　Facebook 　Twitter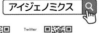

株式会社アイジェノミクス・ジャパン　　〒103-0013　東京都中央区日本橋人形町 2-7-10　エル人形町 4F
TEL：03-6667-0456　URL：https://www.igenomix.jp

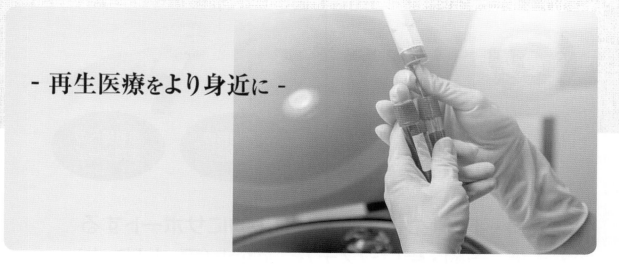

- 再生医療をより身近に -

エイオンインターナショナルは再生医療の提供を通して新世代の医療を創造します

　子宮内膜がなかなか厚くならない、着床環境が整わないなどの理由から、これまで胚移植が延期になったり、キャンセルになったりと苦い思いをされてきた人、また着床が成立せず妊娠が叶わず辛い思いをされてきた人は少なくありません。また、卵巣機能が低下し、思うように卵胞が育たず予測したよりも少ない採卵数に悲しんでいる人もいるでしょう。

　私たちエイオンインターナショナルは、安全で迅速かつ簡便な新世代の自己多血小板血漿 -Platelet-Rich Plasma (PRP)- 治療用製品を通し、そうした悩みを持つカップルのお役に立つリーディングカンパニーとして努めています。

　血小板に含まれる成長因子（PDGF・TGF-β・VEGF・EGF 等）

は、子宮内膜環境の改善を促すこと、また最近では卵巣機能低下からの改善が見込まれると発表されています。成長因子を多く含む PRP 投与によって、子宮内膜における細胞増殖、血管新生を良好にすることで、胚着床率の改善、および妊娠維持、卵巣機能改善による採卵数の増加が期待できます。

　現在は、日本をはじめ、台湾、モンゴル、トルコ、ポーランド、イラン、シンガポール、インドネシア、ヨルダンに於いても、販売活動を展開しております。　製品の許認可に関しましては、2018 年末に日本医療機器の認証を受け、2019 年始に欧州 CE クリアランスを取得し、2020 年に米国 FDA 510k も認定を受けております。

数々の賞を受賞

2018 年―第 14 回 National Innovation Award 受賞
National Innovation Award は、生物医学および一般的な健康分野のイノベーションコンテストとして国家最高指標を示すものです。
国内外の科学研究イノベーションを促進し、業界を前進させる革新的な力、そして革新的なテクノロジーを創造された企業として評価いただき受賞しました。

2020 年―第 29 回 Taiwan Excellence Award 受賞
経済産業省と台湾対外貿易発展協議会が授与される賞であり、台湾の産業がイノベーションを促進し、製品に価値を組み込むよう奨励しています。R&D、デザイン、品質、マーケティングの 4 つの基準に基づき、国際審査員団を招き、厳格な選考を通して世界市場に向けて推薦できる製品、そして台湾産業界の革新的なイメージを代表として選ばれる賞です。

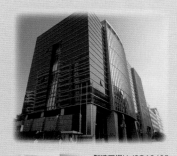

製造工場は、ISO13485（医療機器品質マネジメントシステム）・ISO9001（品質マネジメントシステム）を取得しています。

株式会社エイオンインターナショナル　　〒101-0051　東京都千代田区神田神保町 2-5 神保町センタービル 4F
TEL : 03-3221-1190　URL: https://theaeon.jp/

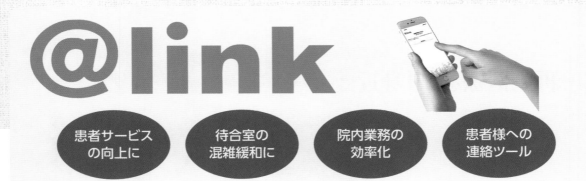

@link

- 患者サービス の向上に
- 待合室の 混雑緩和に
- 院内業務の 効率化
- 患者様への 連絡ツール

産婦人科・不妊センターをトータル的にサポートする 診療支援、予約・受付システム　@link（アットリンク）

株式会社オフショアが提供するIＴソリューションのコンセプトは、「患者さまの満足を通じた医療の発展」です。その実現に向けて「また行きたくなる病院」「便利で快適な病院」といった患者さまの視点を反映させたIＴソリューションの提供を行っております。 私たちは従来の常識にとらわれることなく患者さまのQOL向上に繋がる新たなサービスを提供し続けてまいります。

@linkは、予約・受付システムを中心に周産期管理、マーケティング管理、患者さま向けサービスなどあらゆる ニーズにお応えできる、商品・ソフトをご提供させていただき、現在 600件を超える全国の産婦人科でご利用いただいております。そして全国で産婦人科に通院中の患者さまの約 4人に1人がアットリンクをご利用いただいております。

アプリ予約・アプリ呼出し

患者様がお持ちのスマートフォンで 予約登録・その他機能がご利用いただけま す。また、診察のお呼出しもアプリで の Push 通知でお知らせすることが可能で す。

オンライン決済

オンラインによる決済をすることにより会 計待ちの時間を軽減することが実現できる 機能です。金銭の授受がなくなり、スタッ フとの接触機会が削減できます。

検体期限管理

保管期限の管理を行うほか、更新が近づいた検体については患者様に対して更新案内 メールを自動配信します。

オンライン動画配信サービス （WOVIE）

患者様がお持ちのスマートフォン・PC を利用した動画（静止画）情報提供サービスです。患者説明会や治療についての 動画などをご自宅で閲覧して頂けます。

wovie
ウィービー

WEB 問診

事前に患者様へ問診を行う機能です。院内での問診記入時間を削減できます。ペーパレス化、問診票の用意や受け渡しでの接触の機会の削減ができます。

産後予後調査

はがきの送付から返信の管理まで、人手と時間をかけて行っている出産・予後調 査をシステムで自動化、電子化することでスタッフ様の負担を軽減します。

エコー動画配信サービス (Echo Diary)

撮影したエコー動画をいつでもどこでも閲覧・ダウンロードができるサービスです。

echodiary

アットリンク

お問合せフォームはこちら→

株式会社オフショア	神戸本社	〒651-0096 兵庫県神戸市中央区雲井通 4-2-2 マークラー神戸ビル 6F TEL：078-241-1155
	東京オフィス	〒104-0031 東京都中央区京橋 3-14-6 齋藤ビルヂング 8F TEL：03-6228-7722　URL：https://www.kobeoffshore.com/

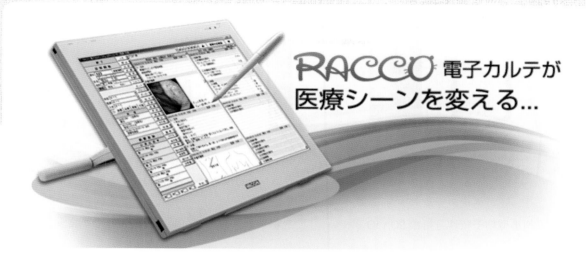

RACCO 電子カルテが
医療シーンを変える...

システムロードは電子カルテシステムを
中核技術として独創的な医療ITを提供しています

　私たちの提供するシステムは、基幹となる電子カルテシステムとART管理システムによる記録やチャート・オーダ機能などの充実からクラウドによるBBT記録、問診など、さまざまなシステムをトータルコーディネートすることで統合医療情報の構築を実現します。

　例えば、超音波の画像や数値データ、顕微鏡の画像や動画、ホルモン検査の結果、予約システムや自動精算機にいたるまで全体の機器やシステムをシームレスに連携していきます。

　また、電子カルテ化するとコンピュータへの入力が手間となり、患者様のことを見なくなると心配されるドクターの声をよく耳にしますが、RACCO電子カルテなら従来の紙カルテのイメージをそのままに、見やすさを追及した診療録画面になっています。そのため理解しやすく、患者様の視点に立ったインフォームド-コンセントを実現することができます。患者様と一緒に画面に向かって説明することで、患者様と時間と情報を共有することは、より確かな信頼を築きあげていきます。

　そして、説明に使用したシェーマは、その場で印刷して患者様に渡すことも可能です。

　このような医療シーンがRACCO電子カルテによって始まります。

電子カルテの患者様メリット

1. 受付から会計までの時間が短縮
紙カルテでは、スタッフが必要なカルテをカルテ倉庫から運んでいました。電子カルテはパソコンで開くだけなので、患者様をお待たせすることがなくなります。

2. 診療内容が充実
紙カルテでは、過去の検査結果や診療記録を探すのに時間がかかりましたが、電子カルテには検索機能があるので、過去の検査結果や診療記録を短時間で探せます。しかも見やすく、グラフなどにして表示することも可能です。患者様にわかりやすく説明することが可能になります。

3. 医療の安全の向上
従来は人によって行われていた安全確認ですが、電子カルテにはそうしたシステムが組み込まれているので、二重に安全確認ができるようになりました。

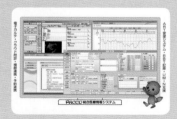

見慣れた紙カルテの見栄えをそのままに、いかに使いやすく業務をスムーズに行いながら、患者様に喜ばれるかを追求しました。

患者様に画面を見せながら説明し、そのまま印刷して患者様に渡す事ができます。

システムロード株式会社　　〒104-0033　東京都中央区新川1-3-3　グリーンオーク茅場町
TEL:03-3553-9812　URL: https://www.road.co.jp/

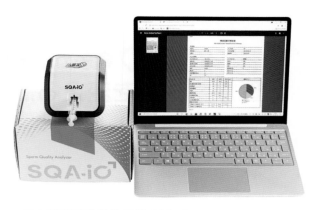
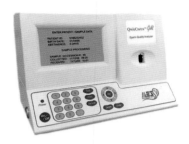

超小型精子特性分析機 SQA-iO　　　　　　　　　SQAクイックチェック

株式会社ジャフコは、精子特性分析機の リーディングカンパニーです

1987 年に精子特性分析機 SQA の開発者の一人と知り合ったことが日本の不妊治療の現状に目を向けるきっかけになり、それから 25 年以上に渡って精子特性分析機 SQA と共に歩んで参りました。

近年、少子高齢化や出生率の低下が TV や新聞、雑誌などでも話題を呼び不妊症も注目を集めております。

また男性の精子が減ってきているということもマスコミに取り上げられることが多くなり、結婚前に彼の精子を測ってもらいたいという女性側の両親からの依頼まで聞かれるようになりました。

現在の日本では 10％のご夫婦が不妊症で悩んでいるというデータもあります。その不妊原因の約半数を占める「男性不妊」の検査である「精液検査」は未だに顕微鏡で精子数を数え、奇形率や運動率を求めるという昔からの方法に頼っています。

しかし、数千万という数の動いている精子を数えるには検査技師の熟練度と時間を必要とし、得られたデータも測定者の主観や疲労度、経験によって大きく変ってしまうことが指摘されています。

株式会社ジャフコでは、YO（家庭用精子計測キット）から専門クリニックや、研究機関向けの SQA VISION まで、幅広い分野に対応した精子特製分析機を取り揃えております。

不妊治療施設で活躍

精子特性分析機 SQA（Sperm Quality Analyzer）はイスラエルで開発され、短時間で精子検査ができる機器として、日本生殖医学会や日本受精着床学会など多くの学会で研究発表が行われており、その度に大変話題を呼んでいます。

特に顕微鏡では見ることができない平均精子速度や高速直進運動精子濃度：PMSC(a)、SMI(Sperm Motility Index) など、精子の受精能力の予測に有用なデータが得られることが特徴です。

顕微鏡を使って人の目で精子数、運動精子数などをカウントする従来の検査法は、検査技師、培養士の経験や技術の差など

からばらつきもありますが、『SQA-V』で測定した場合には、測定者も施設間の差もなく検査データをまとめることができます。海外での導入施設は 4000 件を超え、国内では、国公立大学病院や不妊治療専門クリニックだけでなく、一般産婦人科、泌尿器科、製薬メーカーなどの約 300 件の導入実績があります。

精液特性分析レポートの内容

1. 精子濃度　2. 運動率　3. 正常形態率　4.SMI（精子自動力指数）2a. 高速前進運動率　2b. 低速前進運動率 2c. 非前進運動率 2d. 不動率　5. 運動精子濃度 6a. 高速前進運動精子濃度 6b. 低速前進運動精子濃度 7. FSC（機能精子濃度）8.Velocity（平均精子速度）

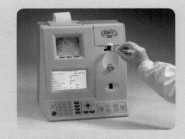

精子特性分析機 SQA-V

株式会社ジャフコ　[　　　　　] WEBSITE →

株式会社ジャフコ　　〒 154-0012　東京都世田谷区駒沢 1-17-15　3F TEL: 03-5431-3551　URL: http://www.jaffcoltd.com/

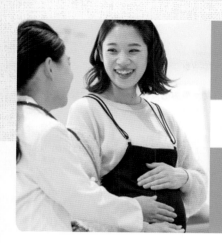

その進化は「使いやすさ」とともに。
匠シリーズ

タック電子カルテシステム Dr.F

周産期
施設向け

不妊治療
施設向け

タック電子カルテシステム Dr.F は産婦人科・不妊治療施設特有の業務に特化しています。
外来から入院までトータルにサポートいたします。

　タック株式会社は、「産婦人科・不妊治療」の他「健康診断」「リハビリテーション」「メンタルヘルスケア」という専門性の高いヘルスケア分野で、各種製品サービスをご提供しています。昨今の急速な少子高齢化、人生 100 年時代の到来という社会的潮流において、医療機関の DX（デジタルトランスメーション）を実現いたします。

　タック電子カルテシステム Dr.F が不妊治療施設において、最も好評を博している機能が「不妊治療カレンダー」です。不妊治療一覧からは周期ごとの治療経過を、さらに周期の治療履歴も簡単に把握ことができるのが特長です。

　開発当初より「使いやすい、見やすい」をコンセプトに作り上げたタック電子カルテシステムは、医師・患者様の双方に見やすい画面で、患者様へのより良いサービスの一助となっております。今後もお客様・現場の声を大切に、あったらいいな、を実現すべく年に 1 回以上のレベルアップを実行して参ります。常に陳腐化しないシステムを目指し「その進化は使いやすさとともに」をコンセプトに成長を続けております。

タック電子カルテシステム Dr.F が選ばれている 3 つの理由

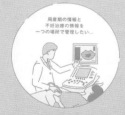

産婦人科に特化
不妊治療にも対応

紙カルテでは、スタッフが必要なカルテをカルテ倉庫から運んでいました。電子カルテはパソコンで開くだけなので、患者様をお待たせすることがなくなります。

操作性・使いやすさ◎
圧倒的に業務がはかどる

多くの医療系システムを手掛けたタックならではのノウハウが詰まった電子カルテシステム。業務がはかどる操作性・使いやすさが魅力です。

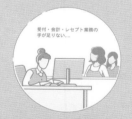

他社システムとの連携が充実
院内の業務効率化を促進

産婦人科特有の様々な機器との連携が可能。診療予約システムや医事会計システムとの連携も可能で、業務全体の大幅な効率化が見込まれます。

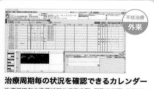

治療周期毎の状況を確認できるカレンダー
治療周期毎の投薬状況や子宮内膜、卵胞の状態、ホルモン検査の結果、エコー画像などを同時に確認可能です。

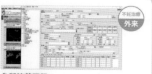

各種培養記録
採卵記録、移植記録、培養観察記録、凍結記録、融解胚観察記録などを作成可能です。

タック株式会社

〒503-0803　岐阜県大垣市小野 4 丁目 35 番地 12
TEL: 0584-75-6501　URL: https://www.taknet.co.jp/karte/

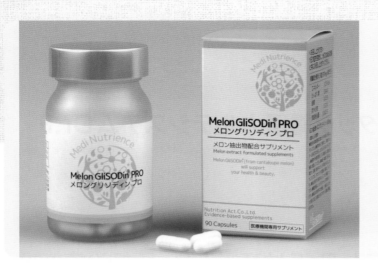

メログリソディン プロ
過剰な活性酸素の影響が気になる方に

着床でお悩みの女性・サビが気になり元気がない男性に

主原料・メログリソディンは、南フランス産の通称「腐りにくいメロン」に豊富に含まれる抗酸化酵素 SOD を活用して生まれました。生体内の抗酸化酵素を誘導し高めるという画期的なメカニズムを有します。抗酸化酵素は、通常の抗酸化物質に比べて、100 万倍以上の抗酸化力を発揮すると言われています。

人工授精治療との併用で妊娠率の向上、子宮内膜厚、および卵胞数を改善する効果が臨床試験で確認されています。

アンチエイジング理論に基づく不妊サポートサプリメント
元気で健康なお子さまの妊娠・出産を望むお二人のために

私たちニュートリション・アクトは、究極の健康をめざし、様々なニュートリション（栄養）関連の事業を行っております。1993 年の創業以来、科学的な裏付けや品質を重視した原材料の販売、機能性食品や化粧品の開発に加え、特定保健指導やセミナーの実施など、皆様の究極の健康に貢献できるよう取り組んで参りました。

そして現在、私たちは医療現場においても、確かな科学的裏付けがあり、安全に安心してお使いいただけるサプリメントをお届けし、患者様の健康に貢献できるよう取り組んでいます。不妊でお悩みの方の妊娠・出産の手助けができるサプリメントとしてもご提供しております。

不妊の原因は様々考えられますが、近年は晩婚化による出産の高齢化、つまり加齢（エイジング）の影響もそのひとつだと言われています。そこから、卵子に対するアンチエイジング、精子や精巣へのアンチエイジングが注目されています。弊社では、この問題に立ち向かえるよう、細胞レベルのアンチエイジング理論に基づいた 3 つのサプリメントをラインナップしております。

特長は、ヒトが本来持っている機能にアプローチすることで、安全かつ高機能をかなえていることです。妊娠しやすい体づくりをサポートし、不妊治療の効果を高めることが期待できます。不妊サポートサプリメントとして、是非ご活用下さい。

オレアビータ プロ
ミトコンドリアの衰えが気になる方に

卵子の質でお悩みの女性　運動機能の衰えが気になる男性に

主原料・オレアビータは、ルイパスツール大学の研究をもとに、400 種類以上の植物エキスを選別し開発された特別なオリーブ葉エキスです。細胞膜に存在する受容体 TGR-5 を刺激し、ミトコンドリアを増殖・活性化することが確認されています。

卵子・精子の老化に大きく関係するミトコンドリアに働きかけ、活力アップすることで、加齢による不妊の改善効果が期待できます。

エーシーイレブン プロ
加齢による影響が気になる方に

流産でお悩みのご夫婦　35 歳以上のご夫婦に

主原料・エーシーイレブンは、DNA 研究の世界的な権威 Dr. Pero による 30 年以上にわたる研究から生まれました。南米アマゾンで 2000 年以上前から感染症治療などに用いられてきたキャッツクローの樹皮から、伝統製法にならい有効成分を抽出しました。ヒトが生来持つ DNA 修復機能を促進することが確認されています。

DNA 損傷が不妊にも関わっているとする研究が報告されています。エーシーイレブンには、DNA 修復促進による不妊改善が期待できます。

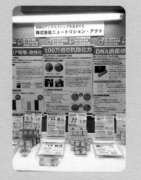

生殖医療関連の学会にも出展しております。

株式会社ニュートリション・アクト　　〒104-0061　東京都中央区銀座一丁目 13 番 15 号 ダイワロイヤル銀座ビル 3F
TEL: 03-3538-5811　URL: https://www.nutrition-act.com

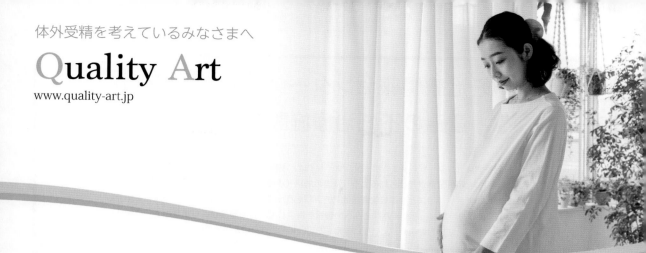

体外受精を考えているみなさまへ

Quality Art

www.quality-art.jp

Quality とは品質のことです。

そして、ART とは高度生殖補助医療（ART: assisted reproductive technology）のことをいいます。

現在、日本には約 600 件の ART 施設（日本産科婦人科学会登録施設）があります。

しかし、それら施設の診療には方針や方法にかなり違いがあるのが現状です。

本サイトは、体外受精を実施する施設を質にこだわって紹介するために不妊治療情報センター・funin.info が提供するものです。

あなたの受けようとしている治療が満足なものでありますように

ぜひ、本質を知って治療に臨んでいただくためにも、本サイトをご覧下さい。

コンテンツは、本誌「全国体外受精実施施設完全ガイドブック」に沿って展開されています。

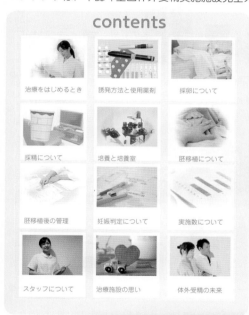

01 治療をはじめるとき
02 誘発方法と使用薬剤
03 採卵について
04 採精について
05 培養と培養室
06 胚移植について
07 胚移植後の管理
08 妊娠判定について
09 実施数について
10 スタッフについて
11 治療施設の思い
12 体外受精の未来

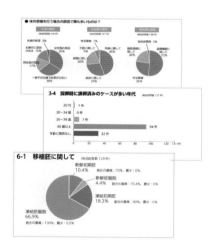

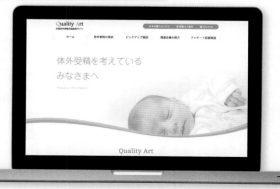

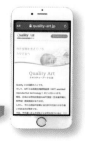

不妊治療情報センター（www.funin.info）
登録の不妊治療施設紹介 2021

不妊治療情報センターが運営するポータルサイトでは、不妊治療に関する情報を広く扱っています。しっかりした不妊治療が受けられるよう、全国の病院（不妊治療施設）が検索できるようにシステム化しています。ベースとなる病院情報は適時更新を行っています。本書のリスト一覧にて紹介したART施設の中でも、とくにみなさんへの情報を提供して下さる施設がありますので、ご紹介します。今後さらに協力を深め、より良い情報をお届けしていきたいと思っています。

金山生殖医療クリニック

札幌市中央区北1条西4丁目1-1 三甲大通公園ビル2階　TEL: 011-200-1122
https://www.funin.info/hospital/kaneyama/

金山　昌代 医師

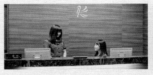
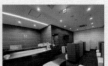
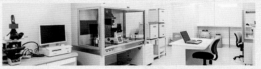

患者さんの気持ちをしっかりと受け止めた診療と、環境づくりに努めています。はじめて受診するときは、みなさん、たくさんの迷いや色々なことを心配することでしょう。

例えば、仕事を続けながら職場の人にも迷惑をかけずに最適な治療を受けたい、という要望もあるでしょう。そうした要望にも患者さんの立場で考え、尚かつ最適な治療を提供できるよう努めています。安心してどうぞお訪ね下さい。

恵愛生殖医療医院

埼玉県和光市本町3-13 タウンコートエクセル3F　TEL: 048-485-1185
https://www.funin.info/hospital/keiai/

林　博 医師

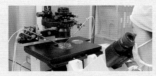
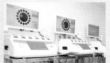
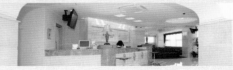

不妊症・不育症患者経験のある医師、看護師、生殖医療カウンセラーがその経験を活かし、心のこもった不妊治療・不育症治療を心がけています。

また、国内ではただ1人、生殖医療と内視鏡、そして周産期の分野の専門医を併せ持つ院長の複合的な不妊治療・体外受精・不育症治療を提供することができます。私たちは、腹腔鏡・子宮鏡手術から、妊娠成立後は産科で分娩そして小児科を診療する、女性に安心なART施設です。

西船橋こやまウィメンズクリニック

千葉県船橋市印内町638-1 ビューエクセレント2F　TEL: 047-495-2050
https://www.funin.info/hospital/koyama/

小山　寿美江 医師

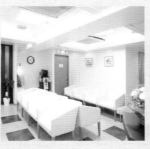
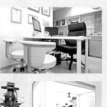

不妊検査からタイミング指導、人工授精などの一般不妊治療、そして体外受精・顕微授精となる生殖補助医療を専門に行っています。

不妊症は、早めの受診が大切です。そこで通院しやすいよう、夜間、土・日・祝日も診療し、妊活ドック、不妊相談を充実させています。不妊に悩まれている方、これから妊活する上で相談したい方にとっては頼れるクリニックです。今後もその診療方針を続け、さらなる充実のために尽力しています。

神田ウィメンズクリニック

東京都千代田区鍛冶町 2-8-6 メディカルプライム神田 6F TEL: 03-6206-0065
https://www.funin.info/hospital/kanda/

清水　真弓 医師

初診から卒業まで生殖医療専門医の女性院長が一貫して担当することで、きめ細やかで柔軟な診療を行っています。

不妊症に悩む方々が最短で妊娠・出産・育児へと進まれるよう、また不妊治療での体・心・お金の負担をなるべく少なくするためにも、質の高い医療の提供を心がけています。

火曜・木曜の夜間診療と昼休みの時間帯での診療で、お仕事との両立をサポート。「スタッフ一同、親身で結果も出す」クリニックを目指しています。

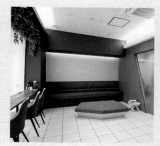
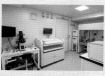

あいだ希望クリニック

東京都千代田区神田鍛冶町 3 丁目 4 番 oak 神田鍛冶町ビル 2F TEL: 03-3254-1124
https://www.funin.info/hospital/aida/

会田　拓也 医師

我が子を抱くという夫婦の希望を叶えるために真摯に向き合い、日々努めています。

良い状態の受精卵、良い状態の子宮環境が妊娠へ導きます。良い状態の受精卵を得るためには、心と体にやさしい自然周期が適しています。良い状態の子宮環境を得るためには、免疫状態、着床の窓、子宮内膜炎を検査し治療することで良い状況を整えます。その道筋を示していくことを役割とし、一人ひとりの診断にあたっています。

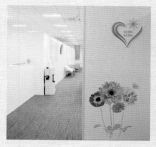
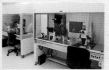
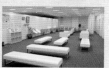

エス・セットクリニック （男性不妊専門）

東京都千代田区神田岩本町 1-5 清水ビル 7F TEL: 03-6262-0745
https://www.funin.info/hospital/sset/

佐々木　豊和 医師

国内初の高精度な精子検査を行うことができる男性不妊専門の医療機関で、妊娠の可能性に関わる精子の質について、より詳細な検査を行うことができます。

日本の泌尿器科医の中では非常に少ない、男性不妊を専門に行う医師が在籍し、様々な男性不妊症に対応しています。

そして、良好な精子を選別してレディースクリニックへ届けることで、妊娠の成功率を高めることをサポートしています。

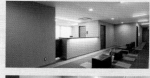
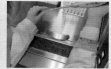
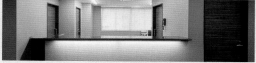

Natural ART Clinic 日本橋

東京都中央区日本橋二丁目 7 番 1 号東京日本橋タワー 8F TEL: 03-6262-5757(代表)
https://www.funin.info/hospital/nihonbashi/

長田　尚夫 医師

もっと自然に「妊娠」という最大の贈り物を出来るだけ多くの人に届けたい……。

Natural ART Clinic 日本橋は、できる限り薬や注射の少ない、また 心身に負担のない方法で妊娠へのサポートをしています。

限りなく自然に近い状態で体外受精を行うことは、今成長し排卵する「現在の卵子」だけではなく、翌周期以降に排卵する「未来の卵子」に重要なことなのです。a

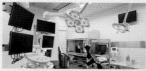
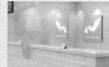
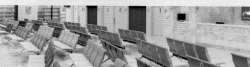

オーク銀座レディースクリニック

東京都中央区銀座 2-6-12 Okura House 7F　TEL: 0120-009-345
https://www.funin.info/hospital/oak_ginza/

太田　岳晴 医師

　女性の医学を専門とする医療法人オーク会が東京・中央区銀座に開院した不妊治療専門のクリニックです。
　本院のオーク住吉産婦人科と連携しながら、子どもを授かるために必要となる診療をしています。不妊治療全般を行うばかりでなく、妊娠するために大切なダイエットのことや将来の妊娠のための卵子凍結にも力を入れ、幅広い医療を展開しています。

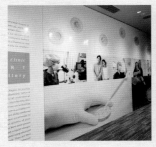
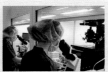
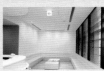

新橋 夢クリニック

東京都港区新橋 2 丁目 5 番 1 号　EXCEL 新橋 TEL: 03-3593-2121
https://www.funin.info/hospital/s_yume/

瀬川　智也 医師

　不妊症の原因のほとんどが、"卵子と精子が体内で出会えていないから" そして、その有効な治療法は "体外受精" だと考えて日々、診療にあたっています。
　また、採卵・胚移植・胚培養・凍結保存に関する先端生殖医療の研究開発を行っており、体に負担が少なく安全な治療を行えるよう、日々新しい技術・治療法を考え、実行しています。

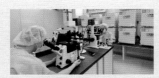
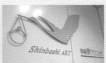
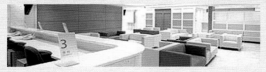

麻布モンテアールレディースクリニック

東京都港区麻布十番 1-5-18 カートブラン麻布十番 3F　TEL: 03-6804-3208
https://www.funin.info/hospital/azabu/

山中　智哉 医師

　ご夫婦・カップルにとって、妊娠、出産は非常に大きなライフイベントです。医師として不妊治療に携わることは、お二人の人生に関わることになります。その関わりがお二人にとって最高の結果につながりますよう、知識や技術を駆使して、スタッフ一同、最善を尽くして診療に臨んでいます。
　そして、カウンセリングから高度生殖補助医療まで幅広く、患者さまから信頼されるクリニックであり続けるよう務めています。

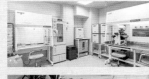
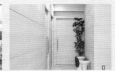
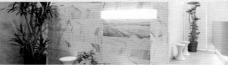

芝公園かみやまクリニック

東京都港区芝 2-9-10 ダイユウビル 1 F　TEL: 03-6414-5641
https://www.funin.info/hospital/kamiyama/

神山　洋 医師

　東京タワー近くにあるクリニックで、女性にとって気負いなく通え、男性にとっても通いやすいよう、クリニック名にレディースとつけない心遣いから命名されたクリニックです。
　不妊の原因は男女双方にあることから、夫婦それぞれの検査に力を入れ、一般不妊治療から高度生殖補助医療となる体外受精・顕微授精までの幅広い不妊治療を行っています。そして、総合病院との連携を密にして、関連医療を一貫して行えるよう対応しています。

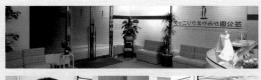
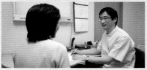
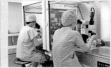

山王病院　女性医療センター / リプロダクション・婦人科内視鏡治療部門

東京都港区赤坂 8-10-16　TEL: 03-6864-0489（予約）
https://www.funin.info/hospital/sannou/

堤　治 医師

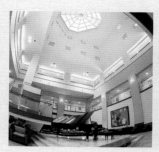
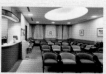
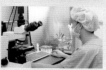

　国内屈指の技術と実績を誇る不妊治療専門スタッフのいる山王病院リプロダクション・婦人科内視鏡治療部門は、充実した設備で検査や治療を行う体制を備えて、日々の診療にあたっています。
　男性不妊外来や不育症・着床障害外来、PGT-A、着床前診断などの治療や内視鏡手術にも対応し、卵巣機能不全外来という、他にはない専門外来も開設しています。
　夫婦揃っての受診が可能で、快適な環境の病院です。

Clinique de l'Ange （クリニック ドゥ ランジュ）

東京都港区北青山 3-3-13 共和五番館 6F　TEL: 03-5413-8067
https://www.funin.info/hospital/lange/

末吉　智博 医師

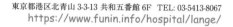
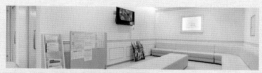
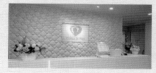
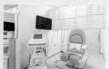

　子どもは、家族をはじめ周りの人々をも癒す"天使"です。その新しい家族を待ち望まれるご夫婦が、その胸に待望の天使を抱くことができるよう、お手伝いをすることを使命とし、喜びとして日々の診療を行っているのが、Clinic de l' Ange です。
　日曜や祝日、年末年始やお盆期間なども診察することで、患者さんそれぞれの排卵リズムや生理周期に合わせた最善の治療ができるよう体制を整えています。

秋葉原 ART Clinic

東京都台東区上野 1-1-12　プライム末広町ビル 3F　TEL: 03-5807-6888
https://www.funin.info/hospital /akihabara/

湯　暁暉 医師

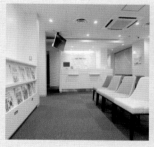
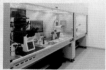
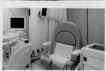

　秋葉原 ART Clinic は、体外受精、顕微授精などの高度生殖医療を中心とする不妊治療専門のクリニックです。
　排卵誘発法は、心身ともに優しい自然周期・低刺激周期を採用し、一人ひとりに合わせたオーダーメイド治療と漢方医療を積極的に取り入れ、じっくりと症状や希望を聞き、その方にとっての最適なプランを提案し、納得した治療に努めています。

日暮里レディースクリニック

東京都荒川区西日暮里 2-20-1 ステーションポートタワー 5F　TEL: 03-5615-1181 (代表)
https://www.funin.info/hospital/nippori/

奥田　剛 医師

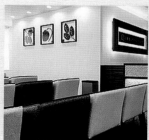
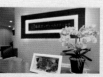
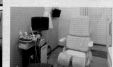

　「少しでも早く妊娠をする。」

　これが全ての患者様の第一目標です。
　赤ちゃんの誕生を望むご夫婦の心の声に「寄り添い」、真の「優しさ」と柔軟に適応する「しなやかさ」をもって最適な医療を提供し、誰もがほっと落ち着き、和み、立ち寄りやすく、明るく優しい前向きなスタッフがいて、笑顔があふれている。そんなクリニックでありたいと思っています。

木場公園クリニック・分院

東京都江東区木場 2-17-13 亀井ビル、3 F、5 F、6 F、7 F　TEL: 03-5245-4122
https://www.funin.info/hospital/kiba/

吉田　淳 医師

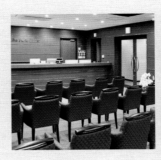
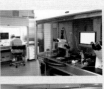
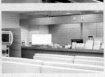

　不妊治療を受ける時、女性は婦人科へ、男性は泌尿器科へと通院することが一般的です。
　しかし、木場公園クリニック・分院は、不妊症はカップルの病気と考え、女性と男性を区別することなく、院内で夫婦を診察しています。
　また、より質の高い医療の提供を行なうために、ISO9001 を取得し、安全で本当に満足できる治療施設、そして診療を目指し、スタッフが一丸となり不妊治療に取り組んでいます。

はらメディカルクリニック

東京都渋谷区千駄ヶ谷 5-8-10　TEL: 03-3356-4211
https://www.funin.info/hospital/hara/

宮﨑　薫 医師

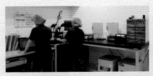
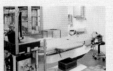
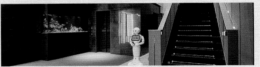

　●豊富な臨床経験（年間 1000 件～ 1800 件の採卵実績）。●最適なオーダーメイド不妊治療（夫婦の意思を限りなく尊重）。●統合医療で治療の質を向上（着床不全外来や泌尿器科外来など専門医による多角的なアプローチと、クリニック併設の鍼灸院での施術）。●医療者と直接相談できる（医学的な側面と環境的な側面からサポート）ことなどを特徴に、子どもを授かるためにできる治療をスタッフ一丸となって提供しています。

とくおかレディースクリニック

東京都目黒区中根 1-3-1 三井住友銀行ビル 6F　TEL: 03-5701-1722
https://www.funin.info/hospital/tokuoka/

徳岡　晋 医師

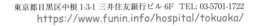
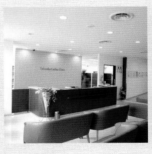
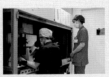
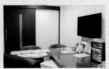

　『いきいきと健康で、より若々しく、1 日も早く妊娠したい、そんな女性の願いを叶えるために診療すること』を理念としています。
　それぞれの患者さんニーズに合わせた治療をするためには、治療の方向性をしっかりと選別していくことが大切です。そのためには何を必要とし、何を大切にしていくのか、またご夫婦がどの道を欲しているのかなど、十分なコミュニケーションをとって信頼関係を築きながら、診療にあたるよう努めています。

峯レディースクリニック

東京都目黒区自由が丘 2-10-4 ミルシェ自由が丘 4F　TEL: 03-5731-8161
https://www.funin.info/hospital/mine/

峯　克也 医師

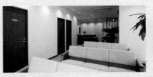
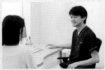
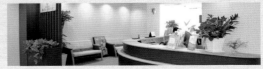

　不妊症、不育症のご夫婦に寄り添い、ともに歩んでいけるよう、院長がこれまで培ってきた生殖医療に関連する専門医療知識や技術を活かし、診療にあたっています。
　タイミング療法や人工授精などの一般不妊治療から、体外受精、顕微授精、そして不育症を専門に診療できる数少ないクリニックです。
　高齢妊娠に不安を抱く夫婦には、臨床遺伝専門医として遺伝カウンセリングも行っています。

三軒茶屋ウィメンズクリニック

東京都世田谷区太子堂 1-12-34　ルリオン三軒茶屋 2F　TEL: 03-5779-7155
https://www.funin.info/hospital/sancha/

保坂　猛 医師

患者さん一人ひとりの気持ちを理解するために、一緒に相談しあいながらより良い治療方法を探し、オーダーメイド治療を行っています。
　ひとりでも多くの方に安心と優しさ、そして、こころを満たすそのときのために、不妊治療だけでなく、月経異常、子宮内膜症、更年期障害、婦人科ガン検診などの婦人科領域も診療しているため、女性のライフパートナーとしても心強いクリニックです。

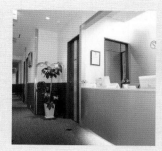
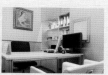
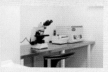

Shinjuku ART Clinic

東京都新宿区西新宿 6-8-1 住友不動産新宿オークタワー 3F　TEL: 03-5324-5577
https://www.funin.info/hospital/shinjyuku_art/

阿部　崇 医師

不妊症の原因のほとんどが『卵子と精子が出会えていないから』であり、体外受精は、『卵子と精子の出会い』をサポートすることと考え診療にあたっています。
　通院される方には、妊娠しない原因をよく理解し、何故この治療が必要なのかを納得してから治療を受けていただくようにしています。『自然』をベースにして、必要なところだけ手助けする自然周期治療を行っています。

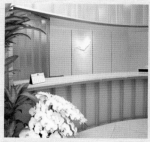
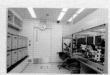
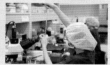

荻窪病院　虹クリニック

東京都杉並区荻窪 4-32-2　東洋時計ビル 8F/9F　TEL: 03-5335-6577
https://www.funin.info/hospital/niji/

佐藤　卓 医師

子どもを授かりたい夫婦の「虹の架け橋」になれるよう、医師、スタッフが最新の診療にあたっています。虹クリニックは、日本で4番目の体外受精児出産例をもち、内視鏡手術の実績もある荻窪病院の生殖医療部門として、2008年に開設された施設です。
　婦人科手術が必要な場合や、男性不妊については荻窪病院で専門医の診察が受けられます。

　これからも、患者さんの心に寄り添った丁寧な治療を大切にしていきます。

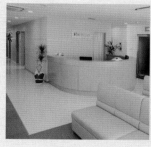
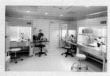
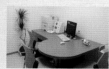

明大前アートクリニック

東京都杉並区和泉 2-7-1 甘酒屋ビル 2F　TEL: 03-3325-1155
https://www.funin.info/hospital/meidai/

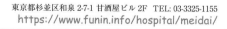

北村　誠司 医師

一般不妊治療から、男性不妊（TESE）を含めた高度生殖医療まで、幅広く対応できるクリニックです。
　そして、内視鏡の技術を取り入れて、妊娠し易い状況を生み出すことや、不妊カウンセラー・臨床心理士（公認心理師）がじっくりと患者さんの話を聞き、心を軽くするサポートなど、患者さんのニーズに細やかに応え、ゆっくりと妊娠したい方から妊娠を急ぐ必要のある方まで幅広く対応しています。

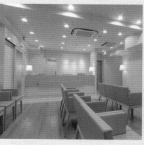
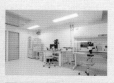
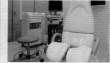

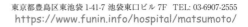

松本レディースリプロダクションオフィス

東京都豊島区東池袋 1-41-7 池袋東口ビル 7F　TEL: 03-6907-2555
https://www.funin.info/hospital/matsumoto/

松本 玲央奈 医師

池袋で 22 年、体外受精をはじめとした不妊治療を専門に行い、多くのご夫婦が赤ちゃんを授かっています。一般不妊治療で妊娠したい、体外受精に挑戦したい、仕事と治療を両立させたいなどの様々なニーズに対応することをモットーとし、受付時間の延長や日曜祝日の採卵、人工授精などの診療を行っています。

また、様々な不安や心配に対しては不妊カウンセラーやコーディネーターの資格を持つ看護師たちが全力でバックアップしています。

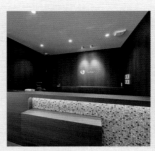
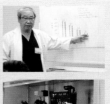
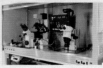

池袋えざきレディースクリニック

東京都豊島区池袋 2-13-1 池袋岸野ビル 4F
https://www.funin.info/hospital/ezaki/

江崎 敬 医師

タイミング指導から人工授精、体外受精などの高度生殖医療まで様々なレベルの不妊治療を安心して受けることができます。

不妊の診断および治療には高い水準の医療技術が必要です。そのために豊富な経験と高い技術力を備えたスタッフが不妊治療を担当しています。

通院される夫婦がストレスなく一日でも早く妊娠、出産できるようにスタッフが最大限の努力を惜しまず診療にあたっています。

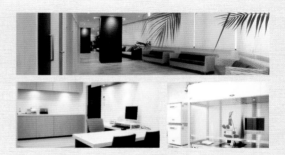

小川クリニック

東京都豊島区南長崎 6-7-11　TEL: 03-3951-0356
https://www.funin.info/hospital/ogawa/

小川 隆吉 医師

不妊治療の基本は、なるべく自然の状態に近い形で妊娠を図ること。やみくもに最新医療の力を借りることは避けなければなりません。

小川クリニックは、一人ひとりに合った治療を心がけ、一般不妊治療であるタイミング法、漢方療法、排卵誘発剤、人工授精など、その人の状態を診て、徐々にステップアップして妊娠を目指す方法の診療を行っています。

この方法で開院以来、高度生殖医療をする前に多くの方が妊娠されています。

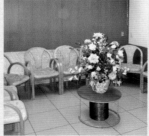
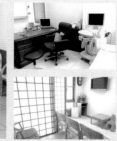

幸町 IVF クリニック

東京都府中市府中町 1-18-17　コンテント府中 1F・2F　TEL: 042-365-0341（初診予約・お問い合わせ）
https://www.funin.info/hospital/saiwai/

雀部 豊 医師

妊娠を望んでいる夫婦の中でも、特に体外受精を必要としている方を専門に診ているクリニックです。

質の高い治療を提供することを最大の目標に掲げ、日々診療しています。

誰にでも同じような体外受精をするのではなく、その方の身体を丁寧に診ていくことで、夫婦ごとに治療計画を立てていく、そして身体の負担が少なく、かつ治療効果が最大となる治療方法の提供に努めています。

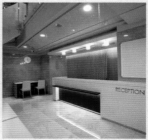
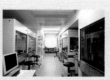
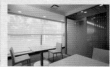

みなとみらい夢クリニック

神奈川県横浜市西区みなとみらい 3-6-3 MM パークビル 2F/3F(受付)　TEL: 045-228-3131
https://www.funin.info/hospital/minato/

貝嶋　弘恒 医師

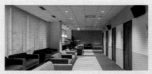 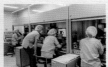

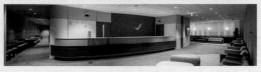

薬をできるだけ減らし、より自然に近い状態で排卵を促す、心とからだに優しい自然周期を主体としています。

年中無休で一人ひとりの周期に合わせ、難治療性の方や、年齢が高くなることで妊娠しにくい方に対しては、漢方などの東洋医学、生活指導、鍼灸など多面的なアプローチによる治療も行っています。

また卵子を確実に受精させて培養し、良質な胚に育てる胚培養士の技術の高さも定評です。

コシ産婦人科

神奈川県横浜市神奈川区白楽 71-8　TEL: 045-432-2525
https://www.funin.info/hospital/koshi/

鈴木　隆弘 医師

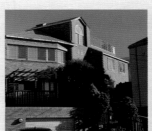 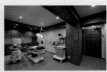

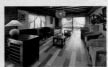

1957 年開院の伝統ある産婦人科医院に 2018 年から新たに生殖医療部門が加わりました。複数の生殖医療専門医（男性と女性）により、一般不妊治療から ART まで丁寧な説明とテーラーメイドで高水準な生殖医療の提供をめざしています。採卵には麻酔科医を招聘し、痛みにも万全で安全な体制を整えています。

大病院と連携したセミオープンシステムにより、妊娠成立後も安心して当院で妊婦検診に移行することができます。

神奈川レディースクリニック

神奈川県横浜市神奈川区西神奈川 1-11-5 ＡＲＴＶＩＳＴＡ横浜ビル
https://www.funin.info/hospital/kana/

小林　淳一 医師

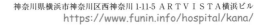

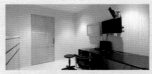 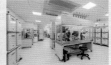

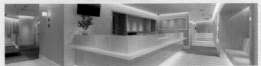

どんなに可能性が小さくても諦めずに治療方法を探し、ひとりでも多くの方に歓びを提供したいと日々、診療に努めています。治療に際しては、一人ひとりの気持ちを第一に考えて対応し、治療を決断する材料となるデータやアドバイスを充分に提供します。

また、困ったこと、不安なこと、迷うことについても、気軽に相談していただき、一人ひとりの気持ちや状況を十分に考慮しながらの診療に努めています。

菊名西口医院

神奈川県横浜市港北区篠原北 1-3-33　TEL: 045-401-6444
https://www.funin.info/hospital/kikuna/

石田　徳人 医師

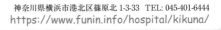

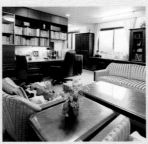 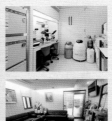

産科外来を受診する妊婦さんの約半数が、同院の不妊外来で妊娠された方で、小児科の約 3 割はその方々の子どもたちといった医院です。

「妊婦さんや子どもがいる外来は通院したくない」と言う方もいますが、その気持ちをしっかりと受け止め、近い将来の自分の姿だと思えるようにスタッフがサポートし、安全・清潔・丁寧に、治療へ臨まれる方の意向を重視した優しい医療を行っています。

田園都市レディースクリニック あざみ野

神奈川県横浜市青葉区あざみ野 1 丁目 5-1　TEL: 045-905-5524 (代表)
https://www.funin.info/hospital/denen/

河村　寿宏 医師

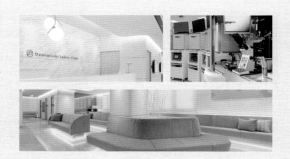

横浜市青葉区あざみ野に本院を移転し、二子玉川、青葉台の 3 院体制で不妊治療にあたります。生殖医療専門医が多く在籍しています。

体外受精・顕微授精といった高度生殖医療から一般不妊治療まで一人ひとりの状態に合わせ、体の負担ができる限り少ない治療を提供しています。

そして、夫婦の要望をよく聞き、夫婦にとって最も有効な治療と納得のいく治療が出来るよう、スタッフが一丸となって全力でサポートしています。

元町宮地クリニック (男性不妊専門)

神奈川県横浜市中区元町 2-86 POPPY ビル 2F　TEL: 045-263-9115
https://www.funin.info/hospital/miyaji/

宮地　系典 医師

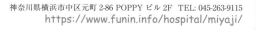
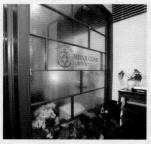
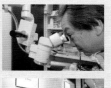
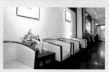

泌尿器科の生殖医療専門医（男性不妊専門医）で、外来診療や男性不妊の主な原因である精索静脈瘤に対する顕微鏡下低位結紮術や無精子症に対する顕微鏡下精巣内精子採取術も行っています。一般的な精液検査では、精子濃度、運動率と正常形態率を診ますが、それだけでは良好な精子を判別することはできません。特に体外受精の際には、高度な技術で良好精子を選別・濃縮し卵子と受精することが大切です。男性の方も一度は男性不妊の専門医による診察を受けましょう。

馬車道レディスクリニック

神奈川県横浜市中区相生町 4-65-3 馬車道メディカルスクエア 5F　TEL: 045-228-1680
https://www.funin.info/hospital/basha/

池永　秀幸 医師

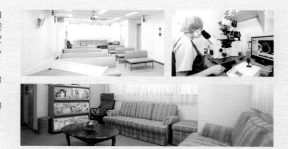

一人ひとりの生活習慣が違うように、診療内容や方針も個々の患者さんに合った方法を探し、治療を提供しています。それは体のことばかりでなく「不妊症の悩み・不安・ストレスからの開放、そして妊娠への手助け」を常に考え、心のケアを含む広い範囲での思いやりのある治療に努めています。

また、19 時まで受付をしていますので、働きながらの治療を受ける方にも優しいクリニックです。

メディカルパーク横浜

神奈川県横浜市中区桜木町 1-1-8 日石横浜ビル 4 階　TEL: 045-232-4741
https://www.funin.info/hospital/m_yokohama/

菊地　盤 医師

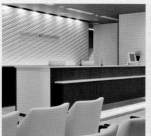
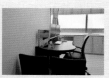
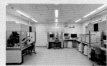

体外受精の医療進歩とともに、その都度評価される体外受精の先端技術や方法。

私たちは、今ある先端の治療方法の中で、確実な妊娠に近づける最適な方法を取り入れて体外受精に当たっています。それは、一度になるべく多くの卵子を取り出し、最高の受精環境と最新設備でより良い胚を培養して選別、必要であれば内視鏡手術も併用してベストな状態の子宮環境にして移植することで妊娠率を高めていきます。

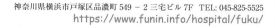

福田ウイメンズクリニック

神奈川県横浜市戸塚区品濃町 549 − 2 三宅ビル 7F　TEL: 045-825-5525
https://www.funin.info/hospital/fuku/

福田　勝 医師

不妊症の治療法は、日進月歩で進んでいます。不妊症を正しく理解し、迷いやためらいを捨てて、治療にチャレンジすることが不妊症克服につながります。そのために、現段階で最大限の医学的な成果を提供するとともに、身体的、精神的な負担はもちろん、時間と経済的な負担を軽減するよう、日々、努めています。

そして、プライベートクリニックとして「院長」イコール「主治医」態勢をとりながらの診療を続けています。

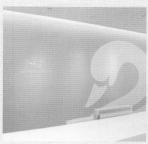
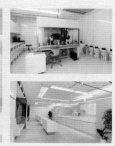

愛育レディーズクリニック

神奈川県大和市南林間 2-13-3　TEL: 046-277-3316
https://www.funin.info/hospital/aiiku/

越後谷　朋子 医師

一人ひとりの症状やニーズに対応し、それぞれの方にあった治療の提案をするために、十分な説明やカウンセリングの機会を設け、インフォームドコンセントを大切にした診療を行っています。

診療は予約制で、診療までの待ち時間がなるべく少なくなるように心がけ、また少しでも早く赤ちゃんを抱くことができるように、スタッフが心を込めてサポートしています。

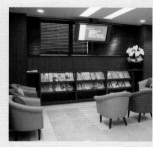
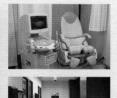
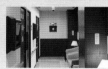

矢内原ウィメンズクリニック

神奈川県鎌倉市大船 1-26-29 いちご大船ビル 4F　TEL: 0467-50-0112
https://www.funin.info/hospital/yanaihara/

矢内原　敦 医師

「子どもになかなか恵まれない」という原因には、さまざまなことがあります。その原因も1つであったり、いくつも重なっていたり、原因が特定出来ないこともあります。そして、原因がわからないケースでの治療で大切になることとして、いかに妊娠チャンス（確率）を上げるかがあります。

私たちは、妊娠のお手本を自然妊娠に置き、最善の医療で治療に当たるとともに、妊娠しやすいからだづくりにも注目して、運動や食事に関するサポートも行っています。

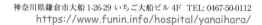
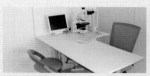
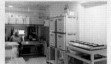
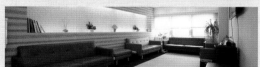

湘南レディースクリニック

神奈川県藤沢市鵠沼花沢町 1-12　第 5 相澤ビル 5F/6F　TEL: 0466-55-5066
https://www.funin.info/hospital/syounan/

苅谷　卓昭 医師

湘南地域初の高度生殖医療実施施設として開院。不妊治療は、原点に回帰して、「自然妊娠を目指しつつ必要に応じてステップアップ治療・体外受精を行う」ことを基本としています。

通院する患者さんの約6割は体外受精をすることなく妊娠され、体外受精を受ける方においても約40％の妊娠率を維持するよう研鑽しています。

そして、不育症・出生前診断・産科・助産師外来など、妊娠が達成された後の診療にも力を入れています。

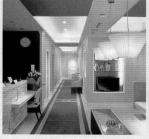
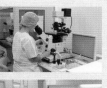
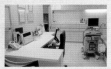

山下湘南夢クリニック

神奈川県藤沢市鵠沼石上 1-2-10 ウェルビーズ藤沢 4 F　TEL: 0466-55-5011
https://www.funin.info/hospital/yama/

山下　直樹 医師

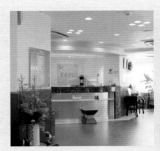
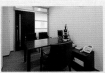
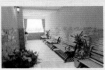

最先端の不妊治療を、最高水準の技術と設備で、心穏やかに受ける事ができる不妊治療施設として診療しています。そのために、治療では卵巣を取り囲む環境をできるだけ壊さないように、薬の投与は必要最小限におさえ、質の高い卵子を獲得する事を心がけています。
　この方法により、良好な治療成績とともに子どもを望む夫婦の心身の負担を軽減し、不必要な治療費を削減することにも努め、体と心、金銭面でも優しい治療を行っています。

佐久平エンゼルクリニック

長野県佐久市長土呂 1210-1　TEL: 0267-67-5816
https://www.funin.info/hospital/sakudaira/

政井　哲兵 医師

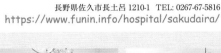
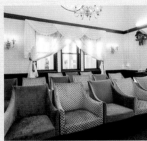
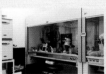
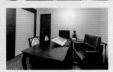

不妊治療のゴールは、妊娠するだけでなく、その後の出産、育児にいかにつなげていくかが大切なこと。多くの時間をこれから生まれてくるお子さんと過ごすために使って欲しいと考え、日々の診療にあたっています。
　そのために不妊治療へ費やす時間を少しでも短くすること、そして妊娠という目標を少しでも早く達成できるような質の高い医療を提供することに努めています。

髙橋産婦人科

岐阜県岐阜市梅ヶ枝町 3 丁目 41-3　TEL: 058-263-5726
https://www.funin.info/hospital/takahashi/

髙橋　誠一郎 医師

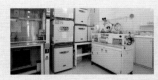
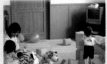
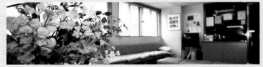

昭和 35 年の創立以来「自然な出産と育児」を一貫したテーマとして生命誕生の瞬間を見守り、その生命の健やかな発育を援助してきた髙橋産婦人科・髙橋医師。不妊治療においては、岐阜県内で初めて「顕微授精」の成功をおさめて以降約 5000 人の新しい生命を世に送り出しています。
　2 人目不妊の方にも優しく、診療中などでも無料で保育資格を持つスタッフがお子さんを預かるサポートもあり、第二子、第三子を望んで通院する方も多くいます。

操レディスホスピタル

岐阜県岐阜市津島町 6-19　TEL: 058-233-8811
https://www.funin.info/hospital/misa/

操　良 医師

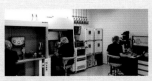
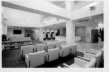
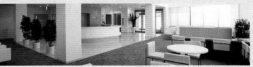

名古屋駅直結、アクセスのとても良いビルに移転。JR タカシマヤゲートタワー、KITTE 隣接の新築ビル 2 階に、最良の不妊治療を提供する環境を整えて新オープン。副院長による無料セミナーを定期開催し、丁寧な診療でわかりやすい説明から、妊活、そして女性のヘルスケア全般を扱い、健康相談にも対応。通勤、通学、買い物帰りに気軽に立ち寄ることができるクリニックです。（待合室には新型ウイルスの無害化効果のある空間除菌消臭装置を導入中）

ダイヤビルレディースクリニック

愛知県名古屋市西区名駅 1 丁目 1 番 17 号 名駅ダイヤメイテツビル 2 階　TEL: 052-561-1881
https://www.funin.info/hospital/daiya/

水谷　栄太 医師

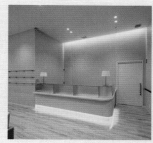
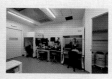
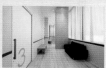

　JP タワー（KITTE 名古屋）に直結し、タカシマヤゲートタワーから徒歩 1 分。都心にありながらリラックスできる空間、雰囲気を大切に設計したクリニックです。
　生殖医療専門医とスタッフが責任を持って最適な治療を提供します。
　また、通勤など患者さまのライフスタイルに都合良い立地条件にもあり、婦人科の検査診療を大切にしながら、一般不妊治療から ART 診療まで幅広く対応しています。

おかだウィメンズクリニック

愛知県名古屋市中区正木四丁目 8-7 れんが橋ビル 3F　TEL: 052-683-0018
httpss://www.funin.info/hospital/okada/

岡田　英幹 医師

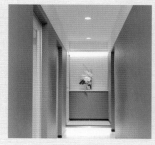
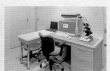
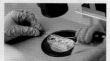

　患者さんが健康で充実した毎日を過ごせるように、エイジングケアの観点から治療を提供。
　❶クリニックの診療実績をもとに、病状とその治療法について十分に説明し、患者さんの納得を十分に得ていく。❷クリニックの雰囲気、環境を整え、患者さんにリラックスして、より快適に通院していただく。❸地域の中核病院や他科のクリニックの先生方と連携し、患者さんの有益となることを一番に考えていく。
　以上のことを絶えず心掛けて、診療にあたっています。

さわだウィメンズクリニック 名古屋不妊センター

愛知県名古屋市千種区四谷通 1-18-1 RICCA11 ビル 3F　TEL: 052-788-3588
https://www.funin.info/hospital/sawada/

澤田　富夫 医師

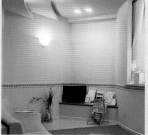
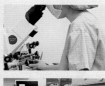
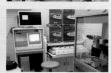

　妊娠が成立するには、卵巣の働き・卵管の働き・精子の状態のいずれもが正常に機能しなければなりません。これらの機能を検査で正確に判断し、できるだけ自然妊娠を目指すことを目標にしています。
　また、体外受精が必要な場合には、最新の設備とこれまでの研究と実績から、一人ひとりにテーラーメイドで治療するよう努めています。
　男性不妊に対しては泌尿器科医と連携し、内膜症等の手術は専門医と連携し治療を進めています。卵管鏡下卵管形成術も実施しています。

まるた ART クリニック

愛知県名古屋市千種区覚王山通 8-70-1　池下 ES ビル 3F　TEL: 052-764-0010
https://www.funin.info/hospital/maruta/

丸田　英 医師

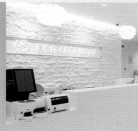
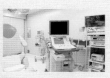
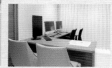

　不妊治療は最初から最後まで一人の医師が担当することでより効率的で高い成功率が得られると考えます。治療方針を決め、採卵をし、移植して妊娠判定をする医師が同じであれば患者さまもより安心されると思います。
　「どんな時も患者さま第一、患者さまご自身の一瞬一瞬を大切に」を目標に掲げ、不妊治療と仕事の両立に理解ある治療スケジュールを取入れています。PRP 療法などの最新治療と無料託児所完備等、患者さまの治療環境向上に積極的に取り組んでいます。

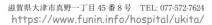

リプロダクション浮田クリニック

滋賀県大津市真野一丁目 45 番 8 号　TEL: 077-572-7624
https://www.funin.info/hospital/ukita/

浮田　祐司 医師

地元でも有名な産科施設に新たに設けられた不妊治療・生殖医療専門のリプロダクション施設です。気負いなく、安心して通院のできるクリニックであるよう、駐車場やアメニティを整え、患者さんそれぞれのライフスタイルを大切にした妊活ができるよう配慮しています。
　診療面では患者さんにしっかり寄り添うことのできるスタッフと最新の技術や設備で難しいケースの不妊治療までを診る医師が、一般不妊治療から生殖医療、1 人目、2 人目不妊治療、20 代、30 代、40 代問わず広く対応しています。

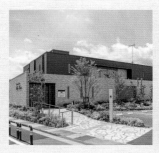
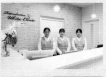
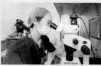

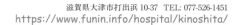

木下レディースクリニック

滋賀県大津市打出浜 10-37　TEL: 077-526-1451
https://www.funin.info/hospital/kinoshita/

木下　孝一 医師

不妊治療でなかなか結果が出ずに不安に思っているご夫婦に、不妊治療の質で新たな選択肢を提示できるよう日々の診療に励んでいます。
　木下レディースクリニックは、
　1）AMHで貴方に合った不妊治療
　2）不妊治療はシンプルで最短
　3）治療の難しい方に新しい選択肢
を治療コンセプトに、一人ひとりの気持ちに寄り添い、安心して検査・治療を受けられるよう努めています。

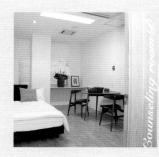
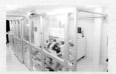
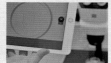

京都 IVF クリニック

滋賀県大津市打出浜 10-37　TEL: 077-526-1451
https://www.funin.info/hospital/kinoshita/

木下　孝一 医師

木下レディースクリニックの不妊治療をもっと受けやすくするために、2021 年 4 月、関西の交通網の中心でもある京都に分院を新しく開院しました。
　京都 IVF クリニックは、
　「AMHで貴方に合った不妊治療」
　「不妊治療はシンプルで最短に」
　「治療の難しい方に新しい選択肢」
を治療コンセプトにし、患者さん一人一人の気持ちに寄り添い、安心して検査・治療を受けられるように努めています。

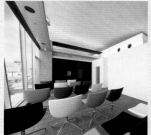
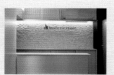
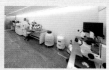

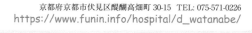

醍醐渡辺クリニック

京都府京都市伏見区醍醐高畑町 30-15　TEL: 075-571-0226
https://www.funin.info/hospital/d_watanabe/

渡辺　浩彦 医師

「たまご（卵子）から ゆりかご（産後）まで」をモットーに、妊娠を希望される方から、妊娠・出産される方まで、お一人おひとりの状態や気持ちに寄り添い、女性の大切な時期をトータルにサポートしていきます。
　仕事をされている方が通院しやすいよう、夜診を設定し、祝日や休日でも予約制で可能な限り診察できる体制を整えています。そして、子どもが授からずに悩んでいる方々のために、なるべく早く夢が叶うよう、日々研鑽を重ね、努力しています。

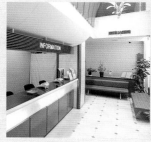
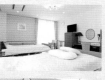
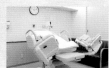

田村秀子婦人科医院

京都府京都市中京区御池高倉東入ル御所八幡町 229 番地　TEL: 075-213-0523
https://www.funin.info/hospital/tamura/

田村　秀子 医師

一人ひとりの体と心の状況を診ながら、そのつど治療を進めていくオーダーメイド治療を行っています。

不妊治療は治療を受けた人にしか分からない独特の心情があります。田村医師自身にも不妊治療経験があることから、治療を受ける立場も理解した上で、体と心のコンディションを整えながら、自分なりに自然なイメージで妊娠できるよう一緒に考えていくことを大事にしています。

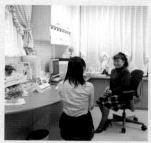
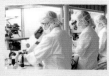
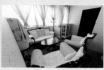

オーク梅田レディースクリニック

大阪府大阪市北区曽根崎新地 1-3-16 京富ビル 9F　TEL: 0120-009-345
https://www.funin.info/hospital/oak_umeda/

船曳　美也子 医師

女性の医学を専門とするクリニックグループ、医療法人オーク会の一つで、西梅田の堂島アバンザ横とアクセスの良い場所です。

本院のオーク住吉産婦人科との連携により、体外受精・顕微授精といった高度生殖補助医療を受けていただけます。

卵胞チェックや注射などはアクセスが便利な梅田で、採卵手術や移植などは本院で行います。

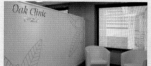
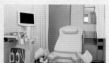
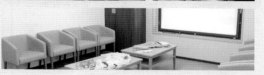

レディースクリニック北浜

大阪府大阪市中央区高麗橋 1-7-3　ザ・北浜プラザ 3 F　TEL: 06-6202-8739
https://www.funin.info/hospital/kitahama/

奥　裕嗣 医師

不妊治療を専門に行う施設として、タイミング療法から人工授精、体外受精まで、一人ひとりのライフスタイルや状況に合わせた治療を経験豊富な医師が行っています。

また、最新の治療だけでなく、代々伝わるオリジナルの漢方療法や鍼灸療法などの統合医療にも力を入れ、妊娠しやすい身体づくりからサポートし、診療時間も 19 時までと仕事と治療の両立に配慮しているクリニックです。

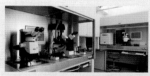
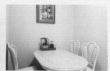

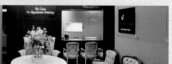

オーク住吉産婦人科

大阪府大阪市西成区玉出西 2-7-9　TEL: 0120-009-345
https://www.funin.info/hospital/oaks/

多田　佳宏 医師

24 時間 365 日体制の不妊治療施設です。

培養ラボラトリーが診療をきめ細かくサポートし、通常の体外受精の他、精巣精子回収術 TESE や子宮内膜ポリープ切除術などにも院内で対応しています。

体外受精では、治療周期に積極的なコースと体に優しい自然なコースがあり、不育外来や男性不妊外来も設置しています。

HP ではオンラインの説明動画を充実させており、体外受精の詳しい説明などをご覧いただけます。

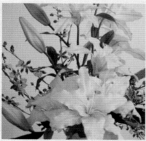
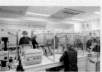
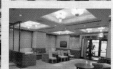

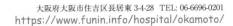

岡本クリニック

大阪府大阪市住吉区長居東 3-4-28　TEL: 06-6696-0201
https://www.funin.info/hospital/okamoto/

岡本　吉夫 医師

1993 年の開院以来、男性不妊治療専門の泌尿器科医と連携して TESE など積極的な治療を行っています。

通院する方が不妊治療への理解を深め、安心して治療が受けられることを第一に、一人ひとりの状態・状況を身体的、精神的、経済的な視点から考えたテーラーメイドの治療が提供できるよう努めています。

妊娠後は不妊治療に十分に理解のある産科へ紹介をしてサポートしています。

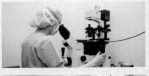
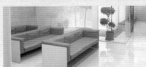
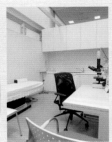

園田桃代 ART クリニック

大阪府豊中市新千里東町 1-5-3　千里朝日阪急ビル 3F　TEL: 06-6155-1511
https://www.funin.info/hospital/sonoda/

園田　桃代 医師

心も身体も健康な妊婦、そして、お母さんになるために、家族の一員となる元気な赤ちゃんを育て上げられる家庭を作ること、その第一歩をお手伝いしたいと努めています。

そのためには、さまざまある治療方法から何が適しているのかを的確に検査、診断を行い、最適な治療を選択して提供しています。

多くの元気な子どもたちの声が響くことを願う、女性ならではの細やかな心遣いがあるクリニックです。

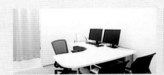
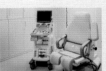
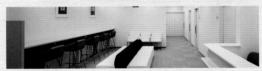

神戸元町 夢クリニック

兵庫県神戸市中央区明石町 44 神戸御幸ビル 3F　TEL: 078-325-2121
https://www.funin.info/hospital/kobe_yume/

河内谷　敏 医師

自然周期・低刺激周期に特化した体外受精を行う不妊治療専門クリニックで、加藤レディスクリニックと新橋夢クリニックの経験豊かなスタッフが最新の技術を持ちより、最先端の不妊治療を提供するクリニックを目指しています。

不要な薬物投与・検査を極力行わず、卵巣への負担が少なく、体に優しい方法で妊娠を目指しています。

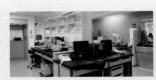
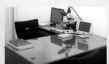
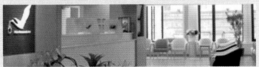

神戸 ART レディスクリニック

兵庫県神戸市中央区雲井通 7-1-1 ミント神戸 15F　TEL: 078-261-3500
https://www.funin.info/hospital/kobeart/

大谷　徹郎 医師

一般的な不妊検査、治療はもちろん、高度生殖補助医療となる体外受精・顕微授精まで、デリケートに、優しく対応しています。また、常に最新の設備を導入し、新しい技術を取り入れ、妊娠率の向上に努めている治療施設です。

遠距離通院される方、仕事をされている方など個々のベストな治療を考え、治療の負担を減らして高い治療効果を得ることができるよう心がけた診療を、スタッフが力を合わせて行っています。

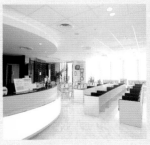
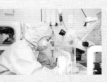
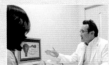

Koba レディースクリニック

兵庫県姫路市北条口 2 丁目 18 宮本ビル 1F　TEL: 079-223-4924
https://www.funin.info/hospital/koba/

小林　眞一郎 医師

不妊症に悩む夫婦のために、生殖医学最先端技術による総合的な不妊治療を行っています。院長は 2003 年開院するまでの 10 年間、一般不妊治療をはじめ、体外受精、顕微授精、精子・受精卵の凍結保存、胚盤胞移植等の技術を確立させ、その結果、開院以来多くのお子さんが誕生しています。

姫路市を中心とした播州地域の方々にも同様の夢が叶うよう貢献し、またこれからも多くの夢が叶うよう日々努めています。

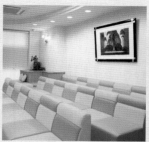
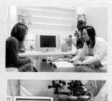
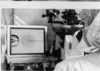

つばきウイメンズクリニック

愛媛県松山市北土居 5-11-7　TEL: 089-905-1122
http://www.funin.info/hospital/tsubaki/

鍋田　基生 医師

女性の健康を多方面から一生にわたって管理する「かかりつけ産婦人科」として、一人ひとりの幸せを形にできるよう努めています。

不妊・不育の原因は多種多様であるため、適切な検査を行い、何が原因なのかを十分に調べ、一人ひとりにあわせた最適なテーラーメイド医療を提供しています。産科もあるため、安心して不妊治療、不育症治療から出産、そしてその後のケアまで通院できるクリニックです。

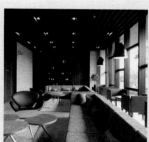
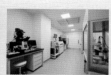
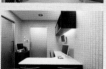

アイブイエフ詠田クリニック

福岡県福岡市中央区天神 1 丁目 12-1 日之出福岡ビル 6F　TEL: 092-735-6655　予約番号：092-735-6610
http://www.funin.info/hospital/naga/

詠田　由美 医師

アイブイエフ詠田クリニックには、「見える安心、開かれた培養室」があります。実際に胚を扱う培養士の業務風景や清潔な空間を見ることで治療を受けられる方の安心に繋がると好評を得ています。

広々とした培養室には最新の培養機材を導入し、強化した空調システムにより常に高い清浄度が維持されています。

また、医師による丁寧な説明と的確な治療で、多くの夫婦に赤ちゃんが授かっています。

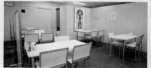
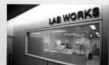
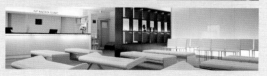

徳永産婦人科

鹿児島県鹿児島市田上 2-27-17　TEL: 099-202-0007 (代表)
http://www.funin.info/hospital/tokunaga/

徳永　誠 医師

現在 6 組に 1 組のご夫婦、パートナーが、赤ちゃんができないと悩んでいます。その方たちが緊張せずに自然体で受診ができるよう、モダンな設計で心地よい環境に設計された産婦人科です。分娩施設と生殖医療の施設を併設し、妊婦健診や分娩出産の需要だけでなく、より専門的な不妊治療（生殖医療）から出産までを診ることができる施設です。

リラックスして診察ができるよう、寄り添うスタッフがやさしく対応しています。

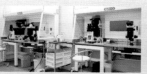
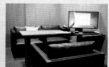
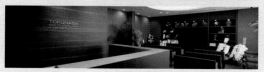

あかつき ART クリニック

鹿児島県鹿児島市中央町 11 番地 鹿児島中央ターミナルビル 2F　TEL: 099-296-8177
https://www.funin.info/hospital/akatsuki/

桑波田　暁子 医師

「赤ちゃんが欲しいと思いながら、なかなかできないで悩まれている方の力になりたい」と10年以上不妊治療に携わってきた桑波田医師。もともとが分娩を扱っていた産婦人科医で不妊治療においても独自のこだわりがあり、何万件もの治療を行いながら、できるだけ女性の負担を減らし、かつ妊娠率を上げる努力を行ってきました。

鹿児島は中央駅を正面に望むビルで交通の便も良く、さらに一組でも多くのカップルに赤ちゃんを抱いていただけるよう尽力しています。

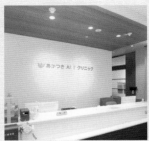
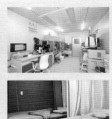

竹内レディースクリニック　高度生殖医療センター

鹿児島県姶良市東餅田 502-2　TEL: 0995-65-2296
http://www.funin.info/hospital/takeuchi/

竹内　一浩 医師

開院以来、永年にわたり築き上げてきた「患者様の身になって物事を考える」ことを医療の基本理念とし、最新の医療技術を導入して、お産までが無事に進むようスタッフ一同で努力しています。自然に近い最小限の治療法で妊娠できるよう考え、一般不妊症から男性不妊症、さらに体外受精・顕微授精での難治性不妊症まで対応し、近年、卵子凍結や着床前遺伝子診断の治療からの妊娠・出産例を重ねています。また、当（高度生殖医療）センターでは、多くの方が妊娠できるよう基礎的な研究も行っています。

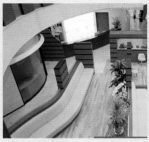
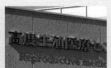
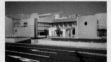

funin.info のミニ HP 会員検索

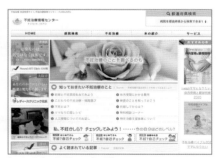

funin.info の Top ページ

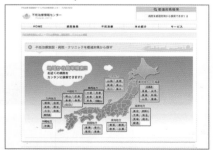

funin.info の病院（不妊治療施設）検索ページ

不妊治療情報センター・https://www.funin.info では、不妊治療施設の紹介をしています。紹介は、体外受精を行っている施設を含む、全国の不妊治療を行っている産婦人科施設です。出産にも対応している産科や男性不妊症を診る泌尿器科の施設も一部含まれます。

都道府県別、または治療項目別の検索ができる病院検索システムがあり、より詳しい紹介のあるミニ HP 会員は上位検索できるように設定されています。

www.funin.info
Top

www.funin.info
Search

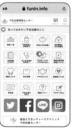

funin.info のスマホ表示

会員登録お問合せ

開いたページの下段に問合せフォームがありますので、ご活用下さい。

体外受精の関連学会を見てみましょう。専門家のため
のサイトですが、治療のヒントになる情報を見つける
ことができるかもしれません。逆に、もしも患者さん
立場で疑問や希望になることをみつけたら、それを伝
えてあげましょう。皆様の声が伝わることで、明日の
医療が今よりももっとよくなっていくことでしょう。

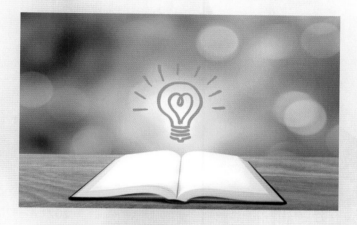

生殖医療関連学会

日本産科婦人科学会
http://www.jsog.or.jp/

日本生殖医学会
http://www.jsrm.or.jp/

日本受精着床学会
http://www.jsfi.jp/

日本卵子学会
https://jsor.or.jp/

日本臨床エンブリオロジスト学会
https://embryology.jp/

日本 IVF 学会
https://www.jsar.or.jp/

日本生殖看護学会
https://plaza.umin.ac.jp/jsin/

厚生労働省
https://www.mhlw.go.jp/

体外受精実施施設　全国リスト 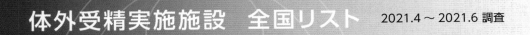 2021.4 〜 2021.6 調査

Hospital & Clinic list ／ 診療項目入り

10 項目紹介の説明

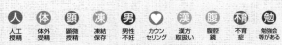

人 工 授精　体外 受精　顕微 授精　凍結 保存　男性 不妊　カウン セリング　漢方 取扱い　腹腔 鏡　不育 症　勉強会 等がある

全国 ART 実施施設完全リストでは、北海道から沖縄まで日本全国の体外受精以上を実施する施設を紹介しています。紹介は、上記マークの 10 項目について、実施の有無を案内しています。ベースは、最新のアンケートで得ているものです。

左から順に、人工授精、体外受精、顕微授精、凍結保存（主に受精卵）、男性不妊、カウンセリング、漢方の取り扱い、腹腔鏡、不育症、勉強会やセミナーがあるかの 10 項目です。

それぞれの項目に実施がある場合には、●が表示してあります。

実施していない項目については＊で、また施設名称、住所などは公開するが、実施の有無については公開しないという特殊な回答の場合には、─で表示しています。

また、完全ガイド掲載施設は施設名の前に✪マークをつけ、掲載ページを表示しました。

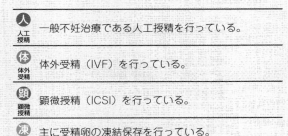

人 人工授精	一般不妊治療である人工授精を行っている。
体 体外受精	体外受精（IVF）を行っている。
顕 顕微授精	顕微授精（ICSI）を行っている。
凍 凍結保存	主に受精卵の凍結保存を行っている。（この他に精子凍結、卵子凍結がある）
男 男性不妊	男性不妊の治療を行っている。または取扱いがある。（TESE などは提携病院など紹介の場合もあり）
♡ カウンセリング	カウンセリングを行っている。または取扱いがある。（提携先を紹介する場合もあり）
漢 漢方取扱い	漢方薬の処方がある。または、処方が可能である。（専門の漢方医を紹介も含む）
腹 腹腔鏡	腹腔鏡を使用した治療を行っている。
不 不育症	不育症の治療を行っている。または指導を行っている。
勉 勉強会等がある	不妊治療に関する勉強会・セミナーなどを行っている。

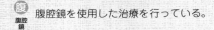

リスト表示イメージ

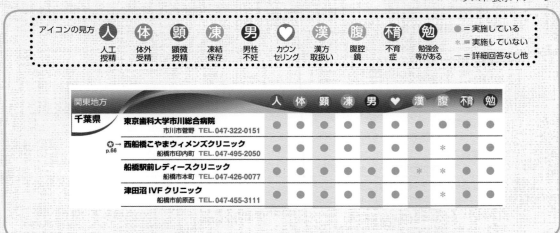

アイコンの見方	人 人工授精	体 体外受精	顕 顕微授精	凍 凍結保存	男 男性不妊	♡ カウンセリング	漢 漢方取扱い	腹 腹腔鏡	不 不育症	勉 勉強会等がある

● = 実施している
＊ = 実施していない
─ = 詳細回答なし他

関東地方		人	体	顕	凍	男	♡	漢	腹	不	勉
千葉県	東京歯科大学市川総合病院　市川市菅野　TEL.047-322-0151	●	●	●	●	●	●	●	●	●	●
	✪→ p.66　西船橋こやまウィメンズクリニック　船橋市印内町　TEL.047-495-2050	●	●	●	●	●	●	●	＊	●	●
	船橋駅前レディースクリニック　船橋市本町　TEL.047-426-0077	●	●	●	●	●	●	＊	＊	●	●
	津田沼 IVF クリニック　船橋市前原西　TEL.047-455-3111	●	●	●	●	●	●	●	＊	●	●

※ 2021 年度のアンケート終了後、変更が生じている場合もありますので、詳しくは各治療施設に直接お問合せ下さい。

北海道地方

北海道

	人	体	顕	凍	男	♥	漢	腹	㐫	勉
エナ麻生 ART クリニック 札幌市北区麻生町　TEL.011-792-8850	●	●	●	●	●	●	＊	＊	●	＊
さっぽろ ART クリニック 札幌市北区北7条西　TEL.011-700-5880	●	●	●	●	●	●	●	＊	●	●
北海道大学病院 札幌市北区北14条西　TEL.011-716-1161	●	●	●	●	●	●	＊	＊	＊	＊
さっぽろ ART クリニック n24 札幌市北区北23西　TEL.011-792-6691	●	●	●	●	●	●	＊	●	●	●
札幌白石産科婦人科病院 札幌市白石区東札幌　TEL.011-862-7211	●	●	＊	●	●	＊	●	●	●	●
青葉産婦人科クリニック 札幌市厚別区青葉町　TEL.011-893-3207	●	●	●	●	●	＊	＊	＊	＊	＊
五輪橋マタニティクリニック 札幌市南区南39条西　TEL.011-585-3110	●	●	●	●	●	＊	●	＊	●	＊
手稲渓仁会病院 札幌市手稲区前田1条　TEL.011-681-8111	●	●	●	●	●	●	●	●	●	●
セントベビークリニック 札幌市中央区北1条西　TEL.011-215-0880	●	●	●	●	●	●	●	＊	●	●
金山生殖医療クリニック 札幌市中央区北1条西　TEL.011-200-1122	●	●	●	●	●	●	●	＊	●	●
時計台記念クリニック 札幌市中央区北1条東　TEL.011-251-2221	●	●	●	●	●	●	●	●	●	●
神谷レディースクリニック 札幌市中央区北3条西　TEL.011-231-2722	●	●	●	●	●	●	●	＊	●	●
札幌厚生病院 札幌市中央区北3条東　TEL.011-261-5331	●	●	●	●	●	●	●	●	●	●
斗南病院 札幌市中央区北4条西　TEL.011-231-2121	●	●	●	●	●	●	●	●	●	●
札幌医科大学医学部附属病院 札幌市中央区南1条西　TEL.011-611-2111	●	●	●	●	●	●	●	●	●	●
おおこうち産科婦人科 札幌市中央区南2条西　TEL.011-233-4103	●	●	●	●	●	●	●	●	●	＊
福住産科婦人科クリニック 札幌市豊平区福住3条　TEL.011-836-1188	●	●	＊	●	●	●	●	●	＊	＊
KKR 札幌医療センター 札幌市豊平区平岸1条　TEL.011-822-1811	●	●	●	●	●	＊	●	●	＊	＊
美加レディースクリニック 札幌市豊平区平岸3条　TEL.011-833-7773	●	●	●	●	●	●	●	＊	●	●
札幌東豊病院 札幌市東区北17条東　TEL.011-704-3911	●	●	●	●	●	●	●	●	●	●
秋山記念病院 函館市石川町　TEL.0138-46-6660	●	●	●	●	●	●	●	●	＊	●
岩城産婦人科 苫小牧市緑町　TEL.0144-38-3800	●	●	●	●	●	●	●	＊	●	●
とまこまいレディースクリニック 苫小牧市弥生町　TEL.0144-73-5353	●	●	●	●	＊	●	●	●	●	●
レディースクリニックぬまのはた 苫小牧市北栄町　TEL.0144-53-0303	●	●	●	●	●	●	●	＊	＊	＊
森産科婦人科病院 旭川市7条通　TEL.0166-22-6125	●	●	●	●	●	●	●	●	●	●

北海道地方

北海道		人	体	顕	凍	男	♥	漢	腹	稸	勉
みずうち産科婦人科 旭川市豊岡4条 TEL.0166-31-6713		●	●	●	●	●	●	●	*	●	●
旭川医科大学附属病院 旭川市緑が丘 TEL.0166-65-2111		●	●	●	●	●	●	●	●	●	●
おびひろ ART クリニック 帯広市東3条南 TEL.0155-67-1162		●	●	●	●	●	*	*	*	●	*
足立産婦人科クリニック 釧路市中園町 TEL.0154-25-7788		●	●	●	●	●	*	●	*	●	*
北見レディースクリニック 北見市大通東 TEL.0157-31-0303		●	●	●	●	*	●	●	*	●	●
中村記念愛成病院 北見市高栄東町 TEL.0157-24-8131		●	●	●	●	●	●	●	*	●	*

東北地方

青森県		人	体	顕	凍	男	♥	漢	腹	稸	勉
エフ.クリニック 青森市浜田 TEL.017-729-4103		●	●	●	●	●	●	●	●	●	●
レディスクリニック・セントセシリア 青森市筒井八ツ橋 TEL.017-738-0321		●	●	●	●	●	●	●	*	●	●
八戸クリニック 八戸市柏崎 TEL.0178-22-7725		●	●	●	●	●	●	●	*	●	●
婦人科 さかもととともみクリニック 弘前市早稲田 TEL.0172-29-5080		●	●	●	●	●	*	●	*	*	*
弘前大学医学部附属病院 弘前市本町 TEL.0172-33-5111		●	●	●	●	●	●	●	●	●	●
岩手県											
岩手医科大学附属病院 内丸メディカルセンター 盛岡市内丸 TEL.019-613-6111		●	●	●	●	●	●	●	●	●	●
京野アートクリニック盛岡 盛岡市盛岡駅前通 TEL.019-613-4124		●	●	●	●	●	●	*	*	●	●
秋田県											
秋田大学医学部附属病院 秋田市本道 TEL.018-834-1111		●	●	●	●	●	●	*	●	●	*
清水産婦人科クリニック 秋田市広面字糠塚 TEL.018-893-5655		●	●	●	●	●	*	●	*	●	*
大曲母子医院 大仙市大曲福住町 TEL.0187-63-2288		●	●	*	●	●	●	●	*	●	*
山形県											
川越医院 山形市大手町 TEL.023-641-6467		●	●	●	●	●	●	●	*	●	●
山形済生病院 山形市沖町 TEL.023-682-1111		●	●	●	●	●	●	●	●	●	*
山形大学医学部附属病院 山形市飯田西 TEL.023-628-1122		●	●	●	●	●	●	●	●	●	●
ゆめクリニック 米沢市東 TEL.0238-26-1537		●	●	●	●	●	●	●	*	●	●
すこやかレディースクリニック 鶴岡市東原町 TEL.0235-22-8418		●	●	●	●	●	●	●	●	●	●
宮城県											
京野アートクリニック仙台 仙台市青葉区本町 TEL.022-722-8841		●	●	●	●	●	●	●	*	●	●
東北大学病院 仙台市青葉区星陵町 TEL.022-717-7000		●	●	●	●	●	●	●	●	●	*
仙台 ART クリニック 仙台市宮城野区名掛丁 TEL.022-791-8851		●	●	●	●	●	●	●	*	●	●

東北地方

宮城県	人	体	顕	凍	男	♡	漢	腹	宥	勉
たんぽぽレディースクリニック あすと長町 仙台市太白区郡山　TEL. 022-738-7753	●	●	●	●	●	●	＊	＊	●	●
仙台ソレイユ母子クリニック 仙台市太白区大野田　TEL. 022-248-5001	●	●	●	●	●	●	●	＊	●	●
スズキ記念病院 岩沼市里の杜　TEL. 0223-23-3111	●	●	●	●	●	●	●	●	●	●

福島県										
いちかわクリニック 福島市南矢野目　TEL. 024-554-0303	●	●	●	●	＊	●	＊	＊	●	＊
福島県立医科大学附属病院 福島市光が丘　TEL. 024-547-1111	●	●	●	●	●	●			●	＊
アートクリニック産婦人科 福島市栄町　TEL. 024-523-1132	●	●	●	●	●	●		＊	●	＊
ひさこファミリークリニック 郡山市中ノ目　TEL. 024-952-4415	●	●	●	●	●	●		＊	●	＊
あみウイメンズクリニック 会津若松市八角町　TEL. 0242-37-1456	●	●	●	●	●	●		●	●	＊
会津中央病院 会津若松市鶴賀町　TEL. 0242-25-1515	●	●	＊	●	●	＊	●	●	●	●
いわき婦人科 いわき市内郷綴町　TEL. 0246-27-2885	●	●	●	●	●	●	●	●	●	●

関東地方

茨城県	人	体	顕	凍	男	♡	漢	腹	宥	勉
いがらしクリニック 龍ヶ崎市栄町　TEL. 0297-62-0936	●	●	●	●	●	●	●	＊	＊	●
筑波大学附属病院 つくば市天久保　TEL. 029-853-3900	●	●	●	●	●	●	●	●	●	＊
つくば ART クリニック つくば市竹園　TEL. 029-863-6111	●	●	●	●	●	●	●	＊	＊	●
つくば木場公園クリニック つくば市松野木　TEL. 029-886-4124	●	●	●	●	●	●	●	＊	●	●
筑波学園病院 つくば市上横場　TEL. 029-836-1355	●	●	●	●	●	●		●	●	＊
遠藤産婦人科医院 筑西市中舘　TEL. 0296-20-1000	●	●	●	●	●	●		＊	●	＊
根本産婦人科医院 笠間市八雲　TEL. 0296-77-0431	●	●	●	●	●	●	●	●	●	●
おおぬき ART クリニック水戸 水戸市三の丸　TEL. 029-231-1124	＊	●	●	●	＊	＊	＊	＊	＊	＊
石渡産婦人科病院 水戸市上水戸　TEL. 029-221-2553	●	●	●	●	＊	●		＊	●	●
小嶋医院 小美玉市田木谷　TEL. 0299-58-3185	●	●	●	●	●	●		＊	●	＊
福地レディースクリニック 日立市鹿島町　TEL. 0294-27-7521	●	●	●	●	＊	＊			●	●

栃木県										
中田ウィメンズ＆ART クリニック 宇都宮市馬場通り　TEL. 028-614-1100	●	●	●	●	●	●		＊	●	●
平尾産婦人科医院 宇都宮市鶴田　TEL. 028-648-5222	●	●	●	●	●	●		＊	●	●
かわつクリニック 宇都宮市大寛　TEL. 028-639-1118	●	●	●	●	●	●		＊	●	●

	人	体	顕	凍	男	♥	漢	腹	穽	勉
栃木県										
ちかざわ Ladie's クリニック 宇都宮市城東　TEL.028-638-2380	●	●	●	●	●	●	●	*	●	*
済生会　宇都宮病院 宇都宮市竹林町　TEL.028-626-5500	●	●	*	●	*	*	*	●	*	*
獨協医科大学病院 下都賀郡壬生町　TEL.0282-86-1111	●	●	●	●	●	●	●	●	●	●
那須赤十字病院 大田原市中田原　TEL.0287-23-1122	●	●	●	●	*	●	●	●	●	●
匠レディースクリニック 佐野市奈良渕町　TEL.0283-21-0003	●	●	●	●	*	*	●	*	●	*
城山公園すずきクリニック 佐野市久保町　TEL.0283-22-0195	●	●	●	●	●	●	●	*	●	●
中央クリニック 下野市薬師寺　TEL.0285-40-1121	●	●	●	●	●	●	●	●	●	●
自治医科大学病院 下野市薬師寺　TEL.0285-44-2111	●	●	●	●	●	●	●	●	●	●
国際医療福祉大学病院 那須塩原市井口　TEL.0287-37-2221	●	●	●	●	●	●	●	●	●	●
群馬県										
高崎 ART クリニック 高崎市あら町　TEL.027-310-7701	●	●	●	●	●	●	●	●	●	●
セキールレディースクリニック 高崎市栄町　TEL.027-330-2200	●	●	●	●	●	●	●	*	●	●
上条女性クリニック 高崎市栗崎町　TEL.027-345-1221	●	●	●	●	●	●	●	*	●	*
JCHO 群馬中央病院 前橋市紅雲町　TEL.027-221-8165	●	●	●	●	●	●	●	●	●	*
群馬大学医学部附属病院 前橋市昭和町　TEL.027-220-7111	●	●	●	●	●	●	●	●	●	●
横田マタニティーホスピタル 前橋市下小出町　TEL.027-234-4135	●	●	●	●	●	●	●	●	●	●
いまいウイメンズクリニック 前橋市東片貝町　TEL.027-221-1000	●	●	●	●	●	●	●	*	●	●
HILLS LADIES CLINIC 前橋市総社町　TEL.027-253-4152	●	●	●	●	●	●	●	*	●	●
ときざわレディスクリニック 太田市小舞木町　TEL.0276-60-2580	●	●	●	●	●	●	●	*	●	*
埼玉県										
セントウィメンズクリニック さいたま市浦和区東高砂町　TEL.048-871-1771	●	●	●	●	●	●	●	*	●	●
秋山レディースクリニック さいたま市大宮区大成町　TEL.048-663-0005	●	●	●	●	●	●	●	*	●	*
大宮レディスクリニック さいたま市大宮区桜木町　TEL.048-648-1657	●	●	●	●	●	●	●	*	●	●
かしわざき産婦人科 さいたま市大宮区上小町　TEL.048-641-8077	●	●	●	●	●	●	●	●	●	●
あらかきウィメンズクリニック さいたま市南区沼影　TEL.048-838-1107	●	●	●	●	*	●	●	*	*	●
丸山記念総合病院 さいたま市岩槻区本町　TEL.048-757-3511	●	●	●	●	*	●	●	●	●	●
大和たまごクリニック さいたま市岩槻区岩槻　TEL.048-757-8100	●	●	●	●	●	●	●	*	*	●

アイコンの見方

アイコン	意味
人	人工授精
体	体外受精
顕	顕微授精
凍	凍結保存
男	男性不妊
♡	カウンセリング
漢	漢方取扱い
腹	腹腔鏡
不育	不育症
勉	勉強会等がある

● = 実施している　＊ = 実施していない　— = 詳細回答なし他

埼玉県 医療機関	人	体	顕	凍	男	♡	漢	腹	不育	勉
ソフィア祐子レディースクリニック　川口市西川口 TEL.048-253-7877	●	●	●	●	●	●	●	＊	●	＊
永井マザーズホスピタル　三郷市上彦名 TEL.048-959-1311	●	●	●	●	●	●	●	●	●	●
産婦人科菅原病院　越谷市越谷 TEL.048-964-3321	●	●	●	●	●	＊	●	＊	＊	＊
ゆうレディースクリニック　越谷市南越谷 TEL.048-967-3122	●	●	●	●	●	●	●	●	●	●
獨協医科大学埼玉医療センター　越谷市南越谷 TEL.048-965-1111	●	●	●	●	●	●	●	●	●	＊
スピカレディースクリニック　加須市南篠崎 TEL.048-065-7750	●	●	＊	●	●	＊	●	＊	＊	＊
中村レディスクリニック　羽生市中岩瀬 TEL.048-562-3505	●	●	●	●	●	●	＊	●	●	＊
埼玉医科大学病院　入間郡毛呂山町 TEL.049-276-1774	●	●	●	●	●	●	●	●	●	＊
埼玉医科大学総合病院医療センター　川越市鴨田 TEL.049-228-3674	●	●	●	●	●	●	●	●	●	●
大塚産婦人科小児科医院　新座市片山 TEL.048-479-7802	●	●	●	●	●	●	＊	●	●	＊
☆→ p.62　恵愛生殖医療医院　和光市本町 TEL.048-485-1185	●	●	●	●	●	●	＊	●	●	●
ウィメンズクリニックふじみ野　富士見市ふじみ野西 TEL.049-293-8210	●	●	●	●	●	●	●	●	●	＊
ミューズレディスクリニック　ふじみ野市霞ケ丘 TEL.049-256-8656	●	●	●	●	＊	＊	＊	●	●	＊
吉田産科婦人科医院　入間市野田 TEL.04-2932-8781	●	●	●	●	●	●	●	●	●	＊
瀬戸病院　所沢市金山町 TEL.04-2922-0221	●	●	●	●	●	●	●	●	●	●
さくらレディースクリニック　所沢市くすのき台 TEL.04-2992-0371	●	●	●	●	●	●	●	＊	●	●
熊谷総合病院　熊谷市中西 TEL.048-521-0065	●	●	＊	●	●	＊	●	＊	＊	＊

千葉県 医療機関	人	体	顕	凍	男	♡	漢	腹	不育	勉
高橋ウイメンズクリニック　千葉市中央区新町 TEL.043-243-8024	●	●	●	●	●	●	●	＊	●	●
千葉メディカルセンター　千葉市中央区南町 TEL.043-261-5111	●	●	●	●	●	●	●	●	●	●
千葉大学医学部附属病院　千葉市中央区亥鼻 TEL.043-226-2121	●	●	●	●	●	●	●	●	●	＊
みやけウイメンズクリニック　千葉市緑区おゆみ野中央 TEL.043-293-3500	●	●	●	●	●	●	●	＊	●	＊
亀田ＩＶＦクリニック幕張　千葉市美浜区中瀬 TEL.043-296-8141	●	●	●	●	●	●	●	＊	●	●
おおたかの森 ART クリニック　流山市おおたかの森西 TEL.04-7170-1541	●	●	●	●	●	●	●	＊	●	●
大川レディースクリニック　松戸市馬橋 TEL.047-341-3011	●	●	●	●	＊	＊	●	＊	●	＊
本八幡レディースクリニック　市川市八幡 TEL.047-322-7755	●	●	●	●	＊	●	●	＊	●	●

	人	体	顕	凍	男	♥	漢	腹	稀	勉
千葉県										
東京歯科大学市川総合病院 市川市菅野　TEL.047-322-0151	●	●	●	●	●	●	●	●	●	●
★→ p.66　西船橋こやまウィメンズクリニック 船橋市印内町　TEL.047-495-2050	●	●	●	●	●	●	●	*	●	●
船橋駅前レディースクリニック 船橋市本町　TEL.047-426-0077	●	●	●	●	●	●	*	*	●	●
津田沼 IVF クリニック 船橋市前原西　TEL.047-455-3111	●	●	●	●	●	●	●	*	●	●
くぼのや IVF クリニック 柏市柏　TEL.04-7136-2601	●	●	●	●	*	●	●	●	●	●
中野レディースクリニック 柏市柏　TEL.04-7162-0345	●	●	●	●	●	●	●	*	*	*
さくらウィメンズクリニック 浦安市北栄　TEL.047-700-7077	●	●	●	●	●	●	●	*	●	*
パークシティ吉田レディースクリニック 浦安市明海　TEL.047-316-3321	●	●	*	●	●	●	●	*	●	*
順天堂大学医学部附属浦安病院 浦安市富岡　TEL.047-353-3111	●	●	●	●	●	●	*	●	●	●
そうクリニック 四街道市大日　TEL.043-424-1103	●	●	●	●	●	●	●	*	●	●
東邦大学医療センター佐倉病院 佐倉市下志津　TEL.043-462-8811	●	●	●	●	*	●	●	●	*	*
高橋レディースクリニック 佐倉市ユーカリが丘　TEL.043-463-2129	●	●	●	●	●	●	●	*	●	●
日吉台レディースクリニック 富里市日吉台　TEL.0476-92-1103	●	●	●	●	●	●	●	●	●	●
宗田マタニティクリニック 市原市根田　TEL.0436-24-4103	●	●	●	●	●	●	●	*	●	●
重城産婦人科小児科 木更津市万石　TEL.0438-41-3700	●	●	*	●	●	●	●	●	●	*
薬丸病院 木更津市富士見　TEL.0438-25-0381	●	●	●	●	*	●	●	●	*	*
亀田総合病院／ ART センター 鴨川市東町　TEL.04-7092-2211	●	●	●	●	●	●	●	●	●	●
東京都										
杉山産婦人科　丸の内 千代田区丸の内　TEL.03-5222-1500	●	●	●	●	●	●	●	●	●	●
神田ウィメンズクリニック 千代田区神田鍛冶町　TEL.03-6206-0065	●	●	●	●	●	●	●	*	●	●
あいだ希望クリニック 千代田区神田鍛冶町　TEL.03-3254-1124	●	●	●	●	●	●	*	*	*	●
小畑会浜田病院 千代田区神田駿河台　TEL.03-5280-1166	●	●	●	●	*	*	●	●	*	*
Natural ART Clinic 日本橋 中央区日本橋　TEL.03-6262-5757	●	●	●	●	*	*	*	*	●	●
聖路加国際病院 中央区明石町　TEL.03-3541-5151	●	●	●	●	●	●	●	●	●	●
銀座こうのとりレディースクリニック 中央区銀座　TEL.03-5159-2077	●	●	●	●	●	●	●	*	●	●
はるねクリニック銀座 中央区銀座　TEL.03-5250-6850	●	●	●	●	●	●	●	*	●	●

関東地方

東京都

クリニック	人	体	顕	凍	男	♡	漢	腹	育	勉
両角レディースクリニック 中央区銀座 TEL.03-5159-1101	●	●	●	●	●	●	●	●	●	●
オーク銀座レディースクリニック 中央区銀座 TEL.0120-009-345	●	●	●	●	●	●	●	●	●	●
銀座レディースクリニック 中央区銀座 TEL.03-3535-1117	●	●	●	●	●	●	●	＊	＊	●
楠原ウィメンズクリニック 中央区銀座 TEL.03-6274-6433	●	●	●	●	●	●	●	＊	●	●
銀座すずらん通りレディスクリニック 中央区銀座 TEL.03-3569-7711	●	●	●	●	●	＊	●	＊	＊	＊
虎の門病院 港区虎ノ門 TEL.03-3588-1111	●	●	●	●	●	●	●	●	●	●
東京 AMH クリニック銀座 港区新橋 TEL.03-3573-4124	●	●	●	●	●	●	●	＊	●	●
新橋夢クリニック 港区新橋 TEL.03-3593-2121	●	●	●	●	●	＊	●	＊	＊	●
東京慈恵会医科大学附属病院 港区西新橋 TEL.03-3433-1111	●	●	●	●	●	●	●	●	●	●
芝公園かみやまクリニック 港区芝 TEL.03-6414-5641	●	●	●	●	●	●	●	＊	●	●
リプロダクションクリニック東京 港区東新橋 TEL.03-6228-5351	●	●	●	●	●	●	●	＊	●	●
六本木レディースクリニック 港区六本木 TEL.0120-853-999	●	●	●	●	●	●	●	＊	●	＊
☆→ p.70 麻布モンテアールレディースクリニック 港区麻布十番 TEL.03-6804-3208	●	●	●	●	●	●	●	●	●	●
赤坂見附宮崎産婦人科 港区元赤坂 TEL.03-3478-6443	●	●	●	●	●	＊	●	●	＊	＊
赤坂レディースクリニック 港区赤坂 TEL.03-5545-4123	●	●	●	●	＊	●	＊	＊	＊	＊
山王病院 リプロダクション・婦人科内視鏡治療部門 港区赤坂 TEL.03-3402-3151	●	●	●	●	●	●	●	●	●	●
表参道 ART クリニック 港区北青山 TEL.03-6433-5461	●	●	●	●	●	●	●	＊	＊	●
☆→ p.74 クリニック ドゥ ランジュ 港区北青山 TEL.03-5413-8067	●	●	●	●	＊	＊	＊	＊	＊	＊
東京 HART クリニック 港区南青山 TEL.03-5766-3660	●	●	●	●	●	●	●	＊	＊	●
北里研究所病院 港区白金 TEL.03-3444-6161	●	●	●	●	＊	＊	●	●	●	●
京野アートクリニック高輪 港区高輪 TEL.03-6408-4124	●	●	●	●	●	●	●	＊	●	●
城南レディスクリニック品川 港区高輪 TEL.03-3440-5662	●	●	●	●	●	●	●	＊	●	●
浅田レディースクリニック品川 港区港南 TEL.03-3472-2203	●	●	●	●	●	●	＊	＊	●	●
秋葉原 ART Clinic 台東区上野 TEL.03-5807-6888	●	●	●	●	●	●	●	＊	●	●
よしひろウィメンズクリニック 上野院 台東区東上野 TEL.03-3834-8996	●	●	●	●	●	●	●	＊	●	＊

		人	体	顕	凍	男	♥	漢	腹	稀	勉
東京都											
日本医科大学付属病院 女性診療科	文京区千駄木 TEL.03-3822-2131	●	●	●	●	●	●	●	●	●	●
順天堂大学医学部附属順天堂医院	文京区本郷 TEL.03-3813-3111	●	●	●	●	＊	＊	●	●	●	●
東京大学医学部附属病院	文京区本郷 TEL.03-3815-5411	●	●	●	●	●	●	●	＊	●	＊
東京医科歯科大学病院	文京区湯島 TEL.03-5803-5684	●	●	●	●	●	●	●	●	●	＊
中野レディースクリニック	北区王子 TEL.03-5390-6030	●	●	＊	●	＊	●	●	＊	●	＊
日暮里レディースクリニック	荒川区西日暮里 TEL.03-5615-1181	●	●	●	●	●	●	●	●	●	＊
臼井医院	足立区東和 TEL.03-3605-0381	●	●	●	●	●	●	●	＊	●	●
真島クリニック	足立区関原 TEL.03-3849-4127	●	●	●	●	●	●	●	●	●	●
あいウイメンズクリニック	墨田区錦糸 TEL.03-3829-2522	●	●	●	●	●	●	●	＊	＊	＊
木場公園クリニック・分院	江東区木場 TEL.03-5245-4122	●	●	●	●	●	●	●	●	●	●
東峯婦人クリニック	江東区木場 TEL.03-3630-0303	●	●	＊	●	＊	●	●	●	●	＊
五の橋レディスクリニック	江東区亀戸 TEL.03-5836-2600	●	●	●	●	●	●	●	＊	＊	●
昭和大学病院	品川区旗の台 TEL.03-3784-8000	●	●	●	●	＊	●	●	●	●	＊
東邦大学医療センター大森病院	大田区大森西 TEL.03-3762-4151	●	●	●	●	●	●	●	●	●	●
キネマアートクリニック	大田区蒲田 TEL.03-5480-1940	●	●	●	●	●	●	●	＊	●	●
はなおか IVF クリニック品川	品川区大崎 TEL.03-5759-5112	●	●	●	●	●	●	●	＊	●	●
ファティリティクリニック東京	渋谷区東 TEL.03-3406-6868	●	●	●	●	●	●	●	＊	●	●
恵比寿ウィメンズクリニック	渋谷区恵比寿南 TEL.03-6452-4277	●	●	●	●	＊	＊	●	●	●	＊
日本赤十字社医療センター	渋谷区広尾 TEL.03-3400-1311	●	●	＊	＊	●	＊	●	●	＊	＊
桜十字渋谷バースクリニック	渋谷区宇田川町 TEL.03-5728-6626	●	●	●	●	＊	＊	●	＊	●	●
フェニックスアートクリニック	渋谷区千駄ヶ谷 TEL.03-3405-1101	●	●	●	●	●	●	●	＊	●	●
はらメディカルクリニック	渋谷区千駄ヶ谷 TEL.03-3356-4211	●	●	●	●	●	●	＊	＊	●	●
とくおかレディースクリニック	目黒区中根 TEL.03-5701-1722	●	●	●	●	●	●	●	＊	＊	●
☆→ p.78 峯レディースクリニック	目黒区自由が丘 TEL.03-5731-8161	●	●	●	●	●	●	●	＊	●	●
育良クリニック	目黒区上目黒 TEL.03-3713-4173	●	●	●	●	＊	＊	●	＊	●	＊

アイコンの見方

人	体	顕	凍	男	♡	漢	腹	不育	勉
人工授精	体外受精	顕微授精	凍結保存	男性不妊	カウンセリング	漢方取扱い	腹腔鏡	不育症	勉強会等がある

● = 実施している
＊ = 実施していない
— = 詳細回答なし他

関東地方

東京都

クリニック名 / 住所・TEL	人	体	顕	凍	男	♡	漢	腹	不育	勉
三軒茶屋ウィメンズクリニック 世田谷区太子堂 TEL.03-5779-7155	●	●	●	●	●	●	●	●	＊	●
三軒茶屋 ART レディースクリニック 世田谷区三軒茶屋 TEL.03-6450-7588	●	●	●	●	●	●	●	＊	＊	●
梅ヶ丘産婦人科 世田谷区梅丘 TEL.03-3429-6036	●	●	●	●	●	●	●	＊	●	●
国立成育医療研究センター 周産期・母性診療センター 世田谷区大蔵 TEL.03-3416-0181	●	●	●	●	●	●	●	●	●	＊
ローズレディースクリニック 世田谷区等々力 TEL.03-3703-0114	●	●	●	●	●	●	●	●	●	●
陣内ウィメンズクリニック 世田谷区奥沢 TEL.03-3722-2255	●	●	●	●	●	●	●	＊	●	●
田園都市レディースクリニック 二子玉川分院 世田谷区玉川 TEL.03-3707-2455	●	●	●	●	●	●	●	＊	●	●
慶應義塾大学病院 新宿区信濃町 TEL.03-3353-1211	●	●	●	●	●	●	●	●	●	●
杉山産婦人科　新宿 新宿区西新宿 TEL.03-5381-3000	●	●	●	●	＊	●	●	●	●	●
東京医科大学病院 新宿区西新宿 TEL.03-3342-6111	●	●	●	●	＊	＊	●	●	●	＊
Shinjuku ART Clinic 新宿区西新宿 TEL.03-5324-5577	●	●	●	●	●	＊	＊	＊	●	●
うつみやす子レディースクリニック 新宿区西新宿 TEL.03-3368-3781	●	●	●	●	＊	●	●	＊	●	＊
加藤レディスクリニック 新宿区西新宿 TEL.03-3366-3777	●	●	●	●	●	＊	＊	＊	＊	●
国立国際医療研究センター病院 新宿区戸山 TEL.03-3202-7181	●	●	●	●	●	●	●	●	●	●
東京女子医科大学 産婦人科.母子総合医療センター 新宿区河田町 TEL.03-3353-8111	●	●	●	●	＊	●	＊	●	●	＊
桜の芽クリニック 新宿区高田馬場 TEL.03-6908-7740	●	●	●	●	●	●	●	＊	●	＊
東京衛生病院附属めぐみクリニック 杉並区天沼 TEL.03-5335-6401	●	●	●	●	＊	●	●	＊	●	●
荻窪病院　虹クリニック 杉並区荻窪 TEL.03-5335-6577	●	●	●	●	●	●	●	●	●	●
★→p.102 明大前アートクリニック 杉並区和泉 TEL.03-3325-1155	●	●	●	●	●	●	●	＊	＊	●
慶愛クリニック 豊島区東池袋 TEL.03-3987-3090	●	●	●	●	＊	＊	＊	＊	＊	＊
★→p.82 松本レディース リプロダクションオフィス 豊島区東池袋 TEL.03-6907-2555	●	●	●	●	●	●	●	＊	●	●
松本レディースクリニック 豊島区東池袋 TEL.03-5958-5633	●	●	●	●	●	●	●	●	●	●
池袋えざきレディースクリニック 豊島区池袋 TEL.03-5911-0034	●	●	●	●	●	●	＊	●	●	＊
帝京大学医学部附属病院 板橋区加賀 TEL.03-3964-1211	●	●	＊	＊	●	●	●	●	●	＊
日本大学医学部附属板橋病院 板橋区大谷口上町 TEL.03-3972-8111	●	●	●	●	＊	●	●	●	＊	＊

		人	体	顕	凍	男	♥	漢	腹	稀	勉
東京都											
ときわ台レディースクリニック 板橋区常盤台 TEL.03-5915-5207		●	●	●	●	●	●	●	*	●	*
ウィメンズ・クリニック大泉学園 練馬区東大泉 TEL.03-5935-1010		●	●	●	●	*	●	●	●	●	●
池下レディースクリニック吉祥寺 武蔵野市吉祥寺本町 TEL.0422-27-2965		●	●	●	●	●	●	●	*	●	●
うすだレディースクリニック 武蔵野市吉祥寺本町 TEL.0422-28-0363		●	●	●	●	●	●	●	*	●	*
武蔵境いわもと婦人科クリニック 武蔵野市境南町 TEL.0422-31-3737		●	●	●	●	●	*	●	*	●	●
杏林大学医学部付属病院 三鷹市新川 TEL.0422-47-5511		●	●	●	●	●	●	●	●	●	●
ウィメンズクリニック神野 生殖医療センター 調布市国領町 TEL.042-480-3105		●	●	●	●	●	●	●	*	●	●
幸町 IVF クリニック 府中市府中町 TEL.042-365-0341		●	●	●	●	●	*	●	*	●	●
国分寺ウーマンズクリニック 国分寺市本町 TEL.042-325-4124		●	●	●	●	●	●	●	*	●	●
貝原レディースクリニック 府中市府中町 TEL.042-352-8341		●	●	●	●	●	●	●	*	●	*
ジュンレディースクリニック小平 小平市喜平町 TEL.042-329-4103		●	●	●	●	●	●	●	*	●	●
立川 ART レディースクリニック 立川市曙町 TEL.042-527-1124		●	●	●	●	●	●	●	*	●	●
井上レディースクリニック 立川市富士見町 TEL.042-529-0111		●	●	●	●	●	●	●	●	●	●
八王子ＡＲＴクリニック 八王子市横山町 TEL.042-649-5130		●	●	●	●	*	●	*	*	*	*
みむろウィメンズクリニック 町田市中町 TEL.042-710-3609		●	●	●	●	●	●	●	*	●	●
ひろいウィメンズクリニック 町田市森野 TEL.042-850-9027		●	●	●	●	●	●	●	*	*	●
こまちレディースクリニック 多摩市落合 TEL.042-357-3535		●	●	●	●	*	●	●	*	●	●
神奈川県											
ノア・ウィメンズクリニック 川崎市中原区小杉町 TEL.044-739-4122		●	●	●	●	*	*	●	*	*	*
南生田レディースクリニック 川崎市多摩区南生田 TEL.044-930-3223		●	●	*	●	*	●	●	●	●	*
新百合ヶ丘総合病院 リプロダクションセンター 川崎市麻生区古沢都古 TEL.044-322-9991		●	●	●	●	●	●	●	●	●	●
聖マリアンナ医科大学病院 生殖医療センター 川崎市宮前区菅生 TEL.044-977-8111		●	●	●	●	●	●	●	●	●	●
みなとみらい夢クリニック 横浜市西区みなとみらい TEL.045-228-3131		●	●	●	●	●	●	●	*	●	●
コシ産婦人科 横浜市神奈川区白楽 TEL.045-432-2525		●	●	●	●	●	●	●	*	●	●
神奈川レディースクリニック 横浜市神奈川区西神奈川 TEL.045-290-8666		●	●	●	●	●	●	●	*	●	●
横浜 HART クリニック 横浜市神奈川区鶴屋町 TEL.045-620-5731		●	●	●	●	●	●	●	*	*	●

関東地方　神奈川県

	人	体	顕	凍	男	♡	漢	腹	不育	勉
菊名西口医院 横浜市港北区篠原北 TEL.045-401-6444	●	●	●	●	●	●	●	＊	●	＊
アモルクリニック 横浜市港北区新横浜 TEL.045-475-1000	●	●	●	●	●	●	●	＊	＊	＊
なかむらアートクリニック 横浜市港北区新横浜 TEL.045-534-6534	●	●	●	●	●	●	＊	＊	＊	＊
CM ポートクリニック 横浜市都筑区茅ヶ崎中央 TEL.045-948-3761	●	●	●	●	●	●	●	＊	＊	●
産婦人科クリニックさくら 横浜市青葉区新石川 TEL.045-911-9936	●	●	●	●	●	●	●	＊	●	●
田園都市レディースクリニック あざみ野本院 横浜市青葉区あざみ野 TEL.045-905-5524	●	●	●	●	●	●	●	●	●	●
済生会横浜市東部病院 横浜市鶴見区下末吉 TEL.045-576-3000	●	●	●	●	●	●	●	●	＊	●
馬車道レディスクリニック 横浜市中区相生町 TEL.045-228-1680	●	●	●	●	●	●	＊	＊	＊	●
メディカルパーク横浜 横浜市中区桜木町 TEL.045-232-4741	●	●	●	●	●	●	＊	●	●	●
横浜市立大学医学部附属市民総合医療センター 横浜市南区浦舟町 TEL.045-261-5656	●	●	●	●	●	●	●	●	●	＊
福田ウイメンズクリニック 横浜市戸塚区品濃町 TEL.045-825-5525	●	●	●	●	●	●	●	＊	●	＊
愛育レディーズクリニック 大和市南林間 TEL.046-277-3316	●	●	●	●	＊	●	＊	●	●	●
海老名レディースクリニック 海老名市中央 TEL.046-236-1105	●	●	●	●	●	●	●	＊	●	●
矢内原ウィメンズクリニック 鎌倉市大船 TEL.0467-50-0112	●	●	●	●	●	●	●	＊	●	●
小田原レディスクリニック 小田原市城山 TEL.0465-35-1103	●	●	●	●	●	●	●	●	●	●
湘南レディースクリニック 藤沢市鵠沼花沢町 TEL.0466-55-5066	●	●	●	●	●	●	●	＊	●	●
山下湘南夢クリニック 藤沢市鵠沼石上 TEL.0466-55-5011	●	●	●	●	●	●	●	＊	●	●
メディカルパーク湘南 藤沢市湘南台 TEL.0466-41-0331	●	●	●	●	●	●	●	●	●	●
神奈川 ART クリニック 相模原市南区相模大野 TEL.042-701-3855	●	●	●	●	●	●	●	●	●	＊
北里大学病院 相模原市南区北里 TEL.042-778-8111	●	●	●	●	●	●	●	●	●	●
ソフィアレディスクリニック 相模原市中央区鹿沼台 TEL.042-776-3636	●	●	●	●	●	●	●	＊	＊	＊
下田産婦人科医院 茅ヶ崎市幸町 TEL.0467-82-6781	●	●	●	●	●	●	●	●	●	●
須藤産婦人科医院 秦野市南矢名 TEL.0463-77-7666	●	●	●	●	●	●	●	＊	●	＊
東海大学医学部附属病院 伊勢原市下糟屋 TEL.0463-93-1121	●	●	●	●	＊	●	●	●	●	●

★→ p.86

	人	体	顕	凍	男	♥	漢	腹	稀	勉
新潟県										
立川綜合病院生殖医療センター 長岡市旭岡 TEL. 0258-33-3111	●	●	●	●	●	●	●	●	●	＊
長岡レディースクリニック 長岡市新保 TEL. 0258-22-7780	●	●	●	●	●	●	●	＊	●	＊
大島クリニック 上越市鴨島 TEL. 025-522-2000	●	●	●	●	●	●	●	＊	●	●
菅谷ウイメンズクリニック 上越市新光町 TEL. 025-546-7660	●	●	●	●	●	●	●	＊	●	＊
源川産婦人科クリニック 新潟市東区松崎 TEL. 025-272-5252	●	●	●	●	●	●	●	●	●	●
木戸病院 新潟市東区竹尾 TEL. 025-273-2151	●	●	●	●	＊	●	●	●	＊	＊
新津産科婦人科クリニック 新潟市江南区横越中央 TEL. 025-384-4103	●	●	●	●	●	＊	＊	＊	●	＊
産科・婦人科ロイヤルハートクリニック 新潟市中央区天神尾 TEL. 025-244-1122	●	●	●	●	●	●	＊	＊	＊	＊
新潟大学医歯学総合病院 新潟市中央区旭町通 TEL. 025-227-2320	●	●	●	●	●	●	●	●	●	＊
ART クリニック白山 新潟市中央区白山浦 TEL. 025-378-3065	●	●	●	●	＊	●	●	●	●	●
済生会新潟病院 新潟市西区寺地 TEL. 025-233-6161	●	●	●	●	●	●	●	●	●	●
レディスクリニック石黒 三条市荒町 TEL. 0256-33-0150	●	●	●	●	＊	●	●	＊	＊	●
関塚医院 新発田市中田町 TEL. 0254-26-1405	●	●	●	●	●	●	●	＊	●	＊
富山県										
富山赤十字病院 富山市牛島本町 TEL. 076-433-2222	●	●	●	●	＊	●	●	●	＊	＊
小嶋ウィメンズクリニック 富山市五福 TEL. 076-432-1788	＊	●	●	●	＊	●	＊	＊	＊	＊
富山県立中央病院 富山市西長江 TEL. 0764-24-1531	●	●	●	●	＊	●	＊	●	＊	＊
女性クリニック We! TOYAMA 富山市根塚町 TEL. 076-493-5533	●	●	●	●	●	●	●	＊	●	●
あい ART クリニック 高岡市下伏間江 TEL. 0766-27-3311	●	●	●	●	●	●	●	●	●	●
あわの産婦人科医院 下新川郡入善町入膳 TEL. 0765-72-0588	●	●	●	●	●	●	●	＊	●	＊
石川県										
石川県立中央病院 金沢市鞍月東 TEL. 076-237-8211	●	●	●	●	●	＊	＊	●	●	＊
金沢たまごクリニック 金沢市諸江町 TEL. 076-237-3300	＊	●	●	●	●	＊	●	＊	●	●
鈴木レディスホスピタル 金沢市寺町 TEL. 076-242-3155	●	●	●	●	●	●	●	●	●	●
永遠幸レディスクリニック 小松市小島町 TEL. 0761-23-1555	＊	●	●	●	●	●	●	＊	●	＊
福井県										
本多レディースクリニック 福井市宝永 TEL. 0776-24-6800	●	●	●	●	＊	●	●	＊	＊	＊
西ウイミンズクリニック 福井市木田 TEL. 0776-33-3663	●	●	●	●	●	●	●	＊	●	●

中部地方

地方	施設	人	体	顕	凍	男	♡	漢	腹	宥	勉
福井県	福井大学医学部附属病院　吉田郡永平寺町　TEL. 0776-61-3111	●	●	●	●	●	●	●	●	●	*
山梨県	薬袋レディースクリニック　甲府市飯田　TEL. 055-226-3711	●	●	*	●	*	●	●	*	●	●
	甲府昭和婦人クリニック　中巨摩郡昭和町　TEL. 055-226-5566	●	●	●	●	●	*	●	*	●	●
	山梨大学医学部附属病院　中央市下河東　TEL. 055-273-1111	●	●	●	●	●	●	●	●	●	*
長野県	吉澤産婦人科医院　長野市七瀬中町　TEL. 026-226-8475	●	●	●	●	*	●	●	*	●	●
	長野市民病院　長野市大字富竹　TEL. 026-295-1199	●	●	●	●	●	●	●	●	●	●
	OKA レディースクリニック　長野市下氷鉋　TEL. 026-285-0123	●	●	●	●	●	●	●	*	●	*
	南長野医療センター篠ノ井総合病院　長野市篠ノ井会　TEL. 026-292-2261	●	●	●	●	●	●	●	●	●	●
	佐久市立国保浅間総合病院　佐久市岩村田　TEL. 0267-67-2295	●	●	●	●	●	●	●	●	●	●
	佐久平エンゼルクリニック　佐久市長土呂字宮ノ前　TEL. 0267-67-5816	●	●	●	●	●	●	●	●	●	●
	三浦産婦人科　上田市中央　TEL. 0268-22-0350	●	●	●	●	*	●	●	*	*	*
	西澤産婦人科クリニック　飯田市本町　TEL. 0265-24-3800	●	●	●	●	●	●	●	*	●	●
	わかばレディス＆マタニティクリニック　松本市浅間温泉　TEL. 0263-45-0103	●	●	●	●	●	●	●	*	*	●
	信州大学医学部附属病院　松本市旭　TEL. 0263-35-4600	●	●	●	●	●	●	●	●	●	●
	北原レディースクリニック　松本市島立　TEL. 0263-48-3186	●	●	●	●	●	●	*	●	*	●
	このはなクリニック　伊那市上新田　TEL. 0265-98-8814	●	●	●	●	*	●	*	*	*	*
	諏訪マタニティークリニック　諏訪郡下諏訪町　TEL. 0266-28-6100	●	●	●	●	●	●	●	●	●	●
岐阜県	髙橋産婦人科　岐阜市梅ケ枝町　TEL. 058-263-5726	●	●	●	●	●	●	●	*	●	●
	古田産科婦人科クリニック　岐阜市金町　TEL. 058-265-2395	●	●	●	●	●	●	●	●	●	●
	岐阜大学医学部附属病院　岐阜市柳戸　TEL. 058-230-6000	●	●	●	●	*	●	●	●	●	*
	操レディスホスピタル　岐阜市津島町　TEL. 058-233-8811	●	●	●	●	●	●	●	*	●	●
	おおのレディースクリニック　岐阜市光町　TEL. 058-233-0201	●	●	●	●	●	●	●	*	●	●
	クリニックママ　大垣市今宿　TEL. 0584-73-5111	●	●	●	●	●	●	●	●	●	●
	大垣市民病院　大垣市南頬町　TEL. 0584-81-3341	●	●	*	●	*	*	●	●	*	*
	中西ウィメンズクリニック　多治見市大正町　TEL. 0572-25-8882	●	●	●	●	●	●	●	*	●	●

★→ p.90（佐久平エンゼルクリニック）
★→ p.94（髙橋産婦人科）

中部地方		人	体	顕	凍	男	♥	漢	腹	宥	勉
岐阜県	**松波総合病院** 羽島郡笠松町　TEL. 058-388-0111	●	●	●	●	●	●	●	●	●	●

東海地方		人	体	顕	凍	男	♥	漢	腹	宥	勉
静岡県	**いながきレディースクリニック** 沼津市宮前町　TEL. 055-926-1709	●	●	●	●	●	●	●	＊	●	●
	沼津市立病院 沼津市東椎路春ノ木　TEL. 055-924-5100	●	●	＊	●	●	●	●	●	●	＊
	岩端医院 沼津市大手町　TEL. 0559-62-1368	●	●	●	●	●	●	●	＊	●	●
	かぬき岩端医院 沼津市下香貫前原　TEL. 055-932-8189	●	●	●	●	＊	●	●	＊	●	＊
	三島レディースクリニック 三島市南本町　TEL. 055-991-0770	●	●	●	●	●	●	●	＊	●	●
	富士市立中央病院 富士市高島町　TEL. 0545-52-1131	●	●	●	●	●	＊	●	●	●	＊
	長谷川産婦人科医院 富士市吉原　TEL. 0545-53-7575	●	●	●	●	＊	＊	＊	●	●	●
	望月産婦人科医院 富士市比奈　TEL. 0545-34-0445	●	●	＊	●	●	●	●	＊	●	＊
	静岡レディースクリニック 静岡市葵区日出町　TEL. 054-251-0770	●	●	●	●	●	●	●	＊	●	●
	菊池レディースクリニック 静岡市葵区追手町　TEL. 054-272-4124	●	●	●	●	●	●	●	▲	●	●
	俵ＩＶＦクリニック 静岡市駿河区泉町　TEL. 054-288-2882	●	●	●	●	●	●	●	▲	●	●
	焼津市立総合病院 焼津市道原　TEL. 054-623-3111	●	●	●	●	●	●	＊	●	●	＊
	聖隷浜松病院 浜松市中区住吉　TEL. 053-474-2222	●	●	●	●	●	●	●	●	＊	●
	アクトタワークリニック 浜松市中区板屋町　TEL. 053-413-1124	●	●	●	●	●	●	●	●	●	●
	西村ウイメンズクリニック 浜松市中区上島　TEL. 053-479-0222	●	●	●	●	●	●	●	●	●	●
	浜松医科大学病院 浜松市東区半田山　TEL. 053-435-2309	●	●	●	●	●	●	＊	●	●	＊
	聖隷三方原病院 リプロダクションセンター 浜松市北区三方原町　TEL. 053-436-1251	●	●	●	●	●	●	●	●	●	●
	可睡の杜レディースクリニック 袋井市可睡の杜　TEL. 0538-49-5656	●	●	●	●	●	＊	●	＊	●	＊
	西垣ＡＲＴクリニック 磐田市中泉　TEL. 0538-33-4455	●	●	●	●	●	●	●	＊	●	＊
愛知県	**豊橋市民病院 総合生殖医療センター** 豊橋市青竹町　TEL. 0532-33-6111	●	●	●	●	●	●	●	●	●	●
	つつじが丘ウイメンズクリニック 豊橋市つつじが丘　TEL. 0532-66-5550	●	●	●	●	●	●	●	＊	＊	●
	竹内産婦人科　ＡＲＴセンター 豊橋市新本町　TEL. 0532-52-3463	●	●	●	●	●	●	●	＊	＊	●
	ＡＲＴクリニックみらい 岡崎市大樹寺　TEL. 0564-24-9293	●	●	●	●	●	●	●	＊	●	●

人 人工授精	体 体外受精	顕 顕微授精	凍 凍結保存	男 男性不妊	♡ カウンセリング	漢 漢方取扱い	腹 腹腔鏡	稍 不育症	勉 勉強会等がある

● = 実施している　　＊ = 実施していない　　― = 詳細回答なし他

東海地方

愛知県

	人	体	顕	凍	男	♡	漢	腹	稍	勉
八千代病院 安城市住吉町 TEL.0566-97-8111	●	●	●	●	●	●	●	＊	●	＊
G＆Oレディスクリニック 刈谷市泉田町折戸 TEL.0566-27-4103	●	●	●	●	●	●	●	＊	●	●
浅田レディース名古屋駅前クリニック 名古屋市中村区名駅 TEL.052-551-2203	●	●	●	●	●	●	＊	＊	＊	●
レディースクリニックミュウ 名古屋市中村区名駅 TEL.052-551-7111	●	●	●	●	●	●	●	＊	＊	●
名古屋第一赤十字病院 名古屋市中村区道下町 TEL.052-481-5111	●	●	●	●	●	●	●	●	●	＊
ダイヤビルレディースクリニック 名古屋市西区名駅 TEL.052-561-1881	●	●	●	●	●	●	●	＊	●	●
野崎クリニック 名古屋市中川区大当郎 TEL.052-303-3811	●	●	●	●	●	＊	●	＊	＊	＊
金山レディースクリニック 名古屋市熱田区金山町 TEL.052-681-2241	●	●	●	●	●	●	●	＊	●	＊
山口レディスクリニック 名古屋市南区駈上 TEL.052-823-2121	●	●	●	●	●	●	●	＊	●	●
ロイヤルベルクリニック 不妊センター 名古屋市緑区水広 TEL.052-879-6673	●	●	●	●	●	●	●	＊	＊	＊
おち夢クリニック名古屋 名古屋市中区丸の内 TEL.052-968-2203	●	●	●	●	●	●	●	＊	●	●
いくたウィメンズクリニック 名古屋市中区栄 TEL.052-263-1250	●	●	●	●	●	●	●	＊	●	＊
可世木婦人科ＡＲＴクリニック 名古屋市中区栄 TEL.052-251-8801	●	●	●	●	●	●	●	＊	＊	●
成田産婦人科 名古屋市中区大須 TEL.052-221-1595	●	●	●	●	●	●	●	●	●	●
おかだウィメンズクリニック 名古屋市中区正木 TEL.052-683-0018	●	●	●	●	●	●	●	＊	●	●
稲垣婦人科 名古屋市北区大曽根 TEL.052-910-5550	●	●	●	●	●	●	●	＊	●	＊
さわだウイメンズクリニック 名古屋市千種区四谷通 TEL.052-788-3588	●	●	●	●	●	●	●	＊	●	●
まるた ART クリニック 名古屋市千種区覚王山通 TEL.052-764-0010	●	●	●	●	●	●	＊	＊	＊	＊
あいこ女性クリニック 名古屋市名東区よもぎ台 TEL.052-777-8080	●	●	●	●	●	●	●	＊	●	●
名古屋大学医学部附属病院 名古屋市昭和区鶴舞町 TEL.052-741-2111	●	●	●	●	●	●	●	●	●	●
名古屋市立大学病院 名古屋市瑞穂区瑞穂町 TEL.052-851-5511	●	●	●	●	●	●	●	●	●	●
八事レディースクリニック 名古屋市天白区音聞山 TEL.052-834-1060	●	●	●	●	●	●	●	＊	●	●
平針北クリニック 日進市赤池町屋下 TEL.052-803-1103	●	●	＊	＊	●	＊	●	＊	＊	＊
森脇レディースクリニック みよし市三好町 TEL.0561-33-5512	●	●	●	●	●	●	●	＊	●	＊
藤田医科大学病院 豊明市沓掛町 TEL.0562-93-2111	●	●	●	●	●	●	●	●	●	●

	人	体	顕	凍	男	♥	漢	腹	宿	勉
愛知県										
グリーンベル ART クリニック 豊田市喜多町　TEL. 0120-822-229	●	●	●	●	*	●	●	*	*	*
トヨタ記念病院不妊センター 豊田市平和町　TEL. 0565-28-0100	●	●	●	●	●	●	●	●	●	
常滑市民病院 常滑市飛香台　TEL. 0569-35-3170	●	●	●	●	●	●	●	●	●	●
ふたばクリニック 半田市吉田町　TEL. 0569-20-5000	●	●	●	●	●	●	●	*	*	*
原田レディースクリニック 知多市寺本新町　TEL. 0562-36-1103	●	●	*	●	●	●	●	*	*	*
江南厚生病院 江南市高屋町　TEL. 0587-51-3333	●	●	●	●	*	●	●	●		*
小牧市民病院 小牧市常普請　TEL. 0568-76-4131	●	●	●	●	●	●	●	●	*	*
浅田レディース勝川クリニック 春日井市松新町　TEL. 0568-35-2203	●	●	●	●	●	●	*	*	●	●
中原クリニック 瀬戸市山手町　TEL. 0561-88-0311	●	●	●	●	●	●	●	*	●	●
つかはらレディースクリニック 一宮市浅野居森野　TEL. 0586-81-8000	●	●	●	●	●	●	●	*	*	*
可世木レディスクリニック 一宮市平和　TEL. 0586-47-7333	●	●	●	●	●	●	●	*	●	●
三重県										
こうのとり WOMEN'S CARE クリニック 四日市市諏訪栄町　TEL. 059-355-5577	●	●	●	●	●	●	●	*	●	●
みのうらレディースクリニック 鈴鹿市磯山　TEL. 059-380-0018	●	●	●	●	●	●	●	*	●	●
IVF 白子クリニック 鈴鹿市南江島町　TEL. 059-388-2288	●	●	●	●	*	●	●	●	●	●
ヨナハレディースクリニック 桑名市大字和泉イノ割　TEL. 0594-27-1703	●	●	●	●	●	●	●	●	●	*
三重大学病院 津市江戸橋　TEL. 059-232-1111	●	●	●	●	●	●	●	●	●	●
西山産婦人科 津市栄町　TEL. 059-229-1200	●	●	●	●	●	●	●	*	●	●
済生会松阪総合病院 松阪市朝日町　TEL. 0598-51-2626	●	●	●	●	●	●	●	●	●	*
森川病院 伊賀市上野忍町　TEL. 0595-21-2425	●	●	●	●	●	●	●	*	*	*

	人	体	顕	凍	男	♥	漢	腹	宿	勉
滋賀県										
リプロダクション 浮田クリニック 大津市本堅田　TEL. 077-572-7624	●	●	●	●	●	●	●	*	●	●
木下レディースクリニック 大津市打出浜　TEL. 077-526-1451	●	●	●	●	●	●	●	*	●	●
桂川レディースクリニック 大津市御殿浜　TEL. 077-511-4135	●	●	●	●	●	●	●	●	●	●
竹林ウィメンズクリニック 大津市大萱　TEL. 077-547-3557	●	●	●	●	●	●	●	*	●	●
滋賀医科大学病院 大津市瀬田月輪町　TEL. 077-548-2111	●	●	●	●	●	●	●	●	●	●

アイコンの見方

人	体	顕	凍	男	♡	漢	腹	不	勉
人工授精	体外受精	顕微授精	凍結保存	男性不妊	カウンセリング	漢方取扱い	腹腔鏡	不育症	勉強会等がある

● = 実施している　　＊ = 実施していない　　― = 詳細回答なし他

近畿地方

	人	体	顕	凍	男	♡	漢	腹	不	勉
滋賀県										
希望が丘クリニック　野洲市市三宅 TEL.077-586-4103	●	●	●	●	●	●	●	＊	●	●
神野レディスクリニック　彦根市中央町 TEL.0749-22-6216	●	●	●	●	●	●	●	＊	＊	＊
草津レディースクリニック　草津市渋川 TEL.077-566-7575	●	●	●	●	●	●	▲	▲	●	●
清水産婦人科　草津市野村 TEL.077-562-4332	●	●	●	●	●	●	＊	＊	●	●
京都府										
京都 IVF クリニック　京都市下京区貞安前之町 TEL.075-585-5987	●	●	●	●	●	●	＊	＊	●	●
醍醐渡辺クリニック　京都市伏見区醍醐高畑町 TEL.075-571-0226	●	●	●	●	●	●	●	＊	●	●
京都府立医科大学病院　京都市上京区河原町 TEL.075-251-5560	●	●	●	●	●	●	●	●	●	＊
田村秀子婦人科医院　京都市中京区御所八幡町 TEL.075-213-0523	●	●	●	●	●	●	●	＊	●	●
足立病院　京都市中京区東洞院通り TEL.075-253-1382	●	●	●	●	●	●	●	●	●	●
京都大学医学部附属病院　京都市左京区聖護院川原町 TEL.075-751-3712	●	●	●	●	●	●	●	●	●	●
IDA クリニック　京都市山科区安朱南屋敷町 TEL.075-583-6515	●	●	●	●	●	●	●	＊	●	●
身原病院　京都市西京区上桂宮ノ後町 TEL.075-392-3111	●	●	●	●	●	●	●	＊	●	＊
大阪府										
大阪 New ART クリニック　大阪市北区梅田 TEL.06-6341-1556	●	●	●	●	●	●	●	＊	●	●
オーク梅田レディースクリニック　大阪市北区曽根崎新地 TEL.0120-009-345	●	●	●	●	●	●	●	●	●	●
HORAC グランフロント大阪クリニック　大阪市北区大深町 TEL.06-6377-8824	●	●	●	●	●	●	●	＊	●	●
リプロダクションクリニック大阪　大阪市北区大深町 TEL.06-6136-3344	●	●	●	●	●	●	●	＊	●	●
レディース＆ARTクリニック サンタクルス ザ ウメダ　大阪市北区茶屋町 TEL.06-6374-1188	●	●	●	●	●	●	●	●	●	●
越田クリニック　大阪市北区角田町 TEL.06-6316-6090	●	●	●	●	●	●	●	＊	●	●
扇町レディースクリニック　大阪市北区野崎町 TEL.06-6311-2511	●	●	●	●	●	●	●	●	●	●
うめだファティリティークリニック　大阪市北区豊崎 TEL.06-6371-0363	●	●	●	●	＊	●	＊	●	●	＊
レディースクリニックかたかみ　大阪市淀川区中島 TEL.06-6100-2525	●	●	●	●	●	●	●	＊	●	●
小林産婦人科　大阪市都島区都島北通 TEL.06-6924-0934	●	●	●	●	＊	＊	●	＊	＊	＊
☆→p.104 レディースクリニック北浜　大阪市中央区高麗橋 TEL.06-6202-8739	●	●	●	●	●	●	●	＊	●	●
西川婦人科内科クリニック　大阪市中央区備後町 TEL.06-6201-0317	●	●	●	●	●	●	●	＊	●	●
ウィメンズクリニック本町　大阪市中央区北久宝寺町 TEL.06-6251-8686	●	●	●	●	●	●	＊	＊	●	＊

▲ 連携病院にて

		人	体	顕	凍	男	♥	漢	腹	稀	勉
大阪府	**春木レディースクリニック** 大阪市中央区南船場　TEL. 06-6281-3788	●	●	●	●	＊	●	●	＊	●	●
	脇本産婦人科・麻酔科 大阪市天王寺区空堀町　TEL. 06-6761-5537	●	●	●	●	●	●	●	●	＊	＊
	大阪鉄道病院 大阪市阿倍野区松崎町　TEL. 06-6628-2221	●	●	●	●	●	●	●	●	●	＊
	ＩＶＦなんばクリニック 大阪市西区南堀江　TEL. 06-6534-8824	●	●	●	●	●	●	●	＊	●	●
⭐→ p.98	**オーク住吉産婦人科** 大阪市西成区玉出西　TEL. 0120-009-345	●	●	●	●	●	●	●	●	●	●
	岡本クリニック 大阪市住吉区長居東　TEL. 06-6696-0201	●	●	●	●	●	●	●	＊	●	●
	大阪急性期総合医療センター 大阪市住吉区万代東　TEL. 06-6692-1201	●	●	●	●	●	●	＊	●	●	＊
	園田桃代 ART クリニック 豊中市新千里東町　TEL. 06-6155-1511	●	●	●	●	●	●	●	＊	●	●
	たまごクリニック　内分泌センター 豊中市曽根西町　TEL. 06-4865-7017	●	●	●	●	●	●	●	＊	●	●
	なかむらレディースクリニック 吹田市豊津町　TEL. 06-6378-7333	●	●	●	●	●	●	●	●	●	●
	吉本婦人科クリニック 吹田市片山町　TEL. 06-6337-0260	●	●	＊	●	＊	●	●	●	●	＊
	奥田産婦人科 茨木市竹橋町　TEL. 072-622-5253	●	●	●	●	＊	●	●	＊	＊	●
	大阪医科薬科大学病院 高槻市大学町　TEL. 072-683-1221	●	●	●	●	●	●	●	●	●	●
	後藤レディースクリニック 高槻市白梅町　TEL. 072-683-8510	●	●	●	●	●	●	●	●	●	●
	イワサレディースクリニックセントマリー不妊センター 寝屋川市香里本通町　TEL. 072-831-1666	●	●	●	●	＊	＊	●	＊	●	●
	ひらかたＡＲＴクリニック 枚方市大垣内町　TEL. 072-804-4124	●	●	●	●	●	●	●	＊	●	●
	関西医科大学附属病院 枚方市新町　TEL. 072-804-0101	●	●	●	●	●	●	●	●	●	●
	天の川レディースクリニック 交野市私部西　TEL. 072-892-1124	●	●	●	●	●	●	●	＊	●	●
	ＩＶＦ大阪クリニック 東大阪市長田東　TEL. 06-4308-8824	●	●	●	●	●	●	●	＊	●	●
	てらにしレディースクリニック 大阪狭山市池尻自由丘　TEL. 072-367-0666	●	●	●	●	●	●	●	＊	●	●
	近畿大学病院 大阪狭山市大野東　TEL. 072-366-0221	●	●	●	●	＊	●	●	●	●	＊
	ルナレディースクリニック 不妊・更年期センター 堺市堺区市之町西　TEL. 0120-776-778	●	●	●	●	●	●	●	●	●	●
	いしかわクリニック 堺市堺区新町　TEL. 072-232-8751	●	●	●	●	●	●	●	＊	●	●
	KAWA レディースクリニック 堺市南区若松台　TEL. 072-297-2700	●	●	●	●	●	●	＊	＊	＊	＊
	府中のぞみクリニック 和泉市府中町　TEL. 0725-40-5033	●	●	●	●	●	●	●	＊	●	＊

近畿地方

		人	体	顕	凍	男	♡	漢	腹	宀育	勉
大阪府	**谷口病院**　泉佐野市大西　TEL. 072-463-3232	●	●	●	●	●	●	●	●	●	●
	レオゲートタワーレディースクリニック　泉佐野市りんくう往来北　TEL. 072-460-2800	●	●	●	●	●	●	●	＊	●	●
兵庫県	**英ウィメンズクリニック**　神戸市中央区三宮町　TEL. 078-392-8723	●	●	●	●	●	●	●	＊	●	●
	神戸元町 夢クリニック　神戸市中央区明石町　TEL. 078-325-2121	●	●	●	●	●	●	●	＊	●	●
	山下レディースクリニック　神戸市中央区磯上通　TEL. 078-265-6475	●	●	●	●	●	●	●	＊	●	●
	神戸 ART レディスクリニック　神戸市中央区雲井通　TEL. 078-261-3500	●	●	●	●	●	●	●	＊	●	●
	神戸アドベンチスト病院　神戸市北区有野台　TEL. 078-981-0161	●	●	●	●	●	●	●	●	●	●
	中村レディースクリニック　神戸市西区持子　TEL. 078-925-4103	●	●	●	●	●	●	●	＊	＊	＊
	久保みずきレディースクリニック 菅原記念診療所　神戸市西区美賀多台　TEL. 078-961-3333	●	●	●	●	＊	●	●	＊	●	●
	くぼたレディースクリニック　神戸市東灘区住吉本町　TEL. 078-843-3261	●	●	●	●	●	●	●	●	●	●
	レディースクリニックごとう　南あわじ市山添　TEL. 0799-45-1131	●	●	●	●	＊	●	●	＊	＊	＊
	オガタファミリークリニック　芦屋市松ノ内町　TEL. 0797-25-2213	●	●	●	●	●	●	●	＊	●	●
	徐クリニック・ARTセンター　西宮市松籟荘　TEL. 0798-54-8551	●	●	●	●	●	●	●	＊	●	●
	スギモトレディースクリニック　西宮市甲風園　TEL. 0798-63-0325	●	●	●	●	●	●	●	＊	●	＊
	すずきレディースクリニック　西宮市田中町　TEL. 0798-39-0555	●	●	●	●	＊	●	＊	＊	＊	＊
	レディース&ARTクリニック サンタクルス ザ ニシキタ　兵庫県西宮市高松町　TEL. 0798-62-1188	●	●	●	●	●	●	●	＊	●	●
	兵庫医科大学病院　西宮市武庫川町　TEL. 0798-45-6111	●	●	●	●	●	●	●	●	●	●
	レディースクリニック Taya　伊丹市伊丹　TEL. 072-771-7717	●	●	●	●	●	●	●	＊	＊	＊
	近畿中央病院　伊丹市車塚　TEL. 072-781-3712	●	●	●	●	●	●	●	●	＊	＊
	小原ウイメンズクリニック　宝塚市山本東　TEL. 0797-82-1211	●	●	●	●	●	●	●	＊	●	●
	シオタニレディースクリニック　三田市中央町　TEL. 079-561-3500	●	●	＊	●	＊	●	●	＊	●	＊
	中林産婦人科　姫路市白国　TEL. 079-282-6581	●	●	●	●	●	●	●	＊	●	●
	Koba レディースクリニック　姫路市北条口　TEL. 079-223-4924	●	●	●	●	●	●	●	＊	●	●
	西川産婦人科　姫路市花田町一本松　TEL. 079-253-2195	●	●	●	●	●	●	●	＊	●	●
	親愛産婦人科医院　姫路市網干区垣内中町　TEL. 079-271-6666	●	●	●	●	●	●	●	＊	●	●

アイコンの見方	人 人工授精	体 体外受精	顕 顕微授精	凍 凍結保存	男 男性不妊	♡ カウンセリング	漢 漢方取扱い	腹 腹腔鏡	稀 不育症	勉 勉強会等がある

● ＝ 実施している　　＊ ＝ 実施していない　　－ ＝ 詳細回答なし他

中国地方

	人	体	顕	凍	男	♡	漢	腹	稀	勉
岡山県										
岡山二人クリニック 岡山市北区津高　TEL.086-256-7717	●	●	●	●	●	●	●	▲	●	●
三宅医院生殖医療センター 岡山市南区大福　TEL.086-282-5100	●	●	●	●	●	●	●	●	●	●
岡南産婦人科医院 岡山市南区平福　TEL.086-264-3366	●	●	●	●	●	●	●	＊	●	＊
ペリネイト母と子の病院 岡山市中区倉益　TEL.086-276-8811	●	●	●	●	＊	＊	●	●	●	＊
赤堀クリニック 津山市椿高下　TEL.0868-24-1212	●	●	●	●	●	＊	●	●	＊	●
倉敷中央病院 倉敷市美和　TEL.086-422-0210	●	●	●	●	●	●	＊	●	●	＊
倉敷成人病センター 倉敷市白楽町　TEL.086-422-2111	●	●	●	●	●	●	＊	＊	●	＊
広島県										
幸の鳥レディスクリニック 福山市春日町　TEL.084-940-1717	●	●	●	●	●	●	●	＊	＊	●
よしだレディースクリニック 福山市新涯町　TEL.084-954-0341	●	●	●	●	●	●	●	＊	●	＊
広島中央通り　香月産婦人科 広島市中区三川町　TEL.082-546-2555	●	●	●	●	●	●	●	＊	●	●
絹谷産婦人科クリニック 広島市中区本通　TEL.082-247-6399	●	●	●	●	●	●	●	＊	●	●
広島HARTクリニック 広島市南区松原町　TEL.082-567-3866	●	●	●	●	●	●	●	＊	●	●
ＩＶＦクリニックひろしま 広島市南区松原町　TEL.082-264-1131	●	●	●	●	●	●	●	＊	●	●
県立広島病院 広島市南区宇品神田　TEL.082-254-1818	●	●	●	●	●	●	●	＊	●	●
香月産婦人科 広島市西区己斐本町　TEL.082-272-5588	●	●	●	●	●	●	●	＊	＊	＊
笠岡レディースクリニック 呉市西中央　TEL.0823-23-2828	●	●	●	●	●	●	●	＊	●	●
山口県										
山下ウイメンズクリニック 下松市瑞穂町　TEL.0833-48-0211	●	●	●	●	●	●	＊	＊	＊	＊
徳山中央病院 周南市孝田町　TEL.0834-28-4411	●	●	●	●	●	●	●	●	●	●
山口県立総合医療センター 防府市大字大崎　TEL.0835-22-4411	●	●	●	●	●	●	●	●	●	＊
関門医療センター 下関市長府外浦町　TEL.083-241-1199	●	●	＊	●	＊	●	●	＊	●	＊
済生会下関総合病院 下関市安岡町　TEL.083-262-2300	●	●	●	●	●	●	●	●	●	●
新山口こうのとりクリニック 山口市小郡花園町　TEL.083-902-8585	●	●	●	●	●	●	●	●	●	●
山口大学医学部附属病院 宇部市南小串　TEL.0836-22-2522	●	●	●	●	●	●	＊	＊	●	＊

▲ 連携病院にて

四国地方		人	体	顕	凍	男	♥	漢	腹	稽	勉
徳島県	蕙愛レディースクリニック 徳島市佐古三番町 TEL.088-653-1201	●	●	●	●	●	●	●	*	●	●
	徳島大学病院 徳島市蔵本町 TEL.088-633-7177	●	●	●	●	●	●	●	●	●	●
	中山産婦人科 板野郡藍住町 TEL.088-692-0333	●	●	●	●	●	●	●	*	●	●
香川県	高松市立みんなの病院 高松市仏生山町 TEL.087-813-7171	●	●	●	●	*	*	●	●	●	*
	高松赤十字病院 高松市番町 TEL.087-831-7101	●	●	●	●	●	●	●	●	●	●
	よつばウィメンズクリニック 高松市円座町 TEL.087-885-4103	●	●	●	●	*	●	●	*	●	*
	安藤レディースクリニック 高松市多肥下町 TEL.087-815-2833	●	●	*	●	●	*	●	*	●	*
	厚仁病院 丸亀市通町 TEL.0877-85-5353	●	●	●	●	●	*	*	*	●	*
	四国こどもとおとなの医療センター 善通寺市仙遊町 TEL.0877-62-1000	●	●	●	●	●	●	*	*	*	*
愛媛県	梅岡レディースクリニック 松山市竹原町 TEL.089-943-2421	●	●	*	●	*	●	*	*	*	*
	矢野産婦人科 松山市昭和町 TEL.089-921-6507	●	●	●	●	●	●	●	●	●	●
	福井ウイメンズクリニック 松山市星岡町 TEL.089-969-0088	●	●	●	●	●	●	●	●	●	●
	つばきウイメンズクリニック 松山市北土居 TEL.089-905-1122	●	●	●	●	●	●	●	●	●	●
	ハートレディースクリニック 東温市野田 TEL.089-955-0082	●	●	●	●	●	●	●	*	●	●
	愛媛大学医学部附属病院 東温市志津川 TEL.089-960-5572	●	●	●	●	●	●	●	●	●	●
	こにしクリニック 新居浜市庄内町 TEL.0897-33-1135	●	●	●	●	*	●	●	*	●	*
	愛媛労災病院 新居浜市南小松原町 TEL.0897-33-6191	●	●	●	●	●	*	●	*	●	*
高知県	レディスクリニックコスモス 高知市杉井流 TEL.088-861-6700	●	●	●	●	●	●	●	●	●	●
	高知医療センター 高知市池 TEL.088-837-3000	●	●	●	●	●	●	●	●	●	*
	高知大学医学部附属病院 南国市岡豊町 TEL.088-866-5811	●	●	*	●	●	●	●	●	●	*

九州・沖縄地方		人	体	顕	凍	男	♥	漢	腹	稽	勉
福岡県	石松ウイメンズクリニック 北九州市小倉南区津田新町 TEL.093-474-6700	●	●	●	●	*	●	●	*	●	●
	ほりたレディースクリニック 北九州市小倉北区京町 TEL.093-513-4122	●	●	●	●	*	●	●	*	●	●
	セントマザー産婦人科医院 北九州市八幡西区折尾 TEL.093-601-2000	●	●	●	●	●	●	●	●	●	*
	齋藤シーサイドレディースクリニック 遠賀郡芦屋町山鹿 TEL.093-701-8880	●	●	●	●	●	●	●	*	●	●

九州・沖縄地方

施設名 / 所在地・TEL	人	体	顕	凍	男	♥	漢	腹	禿	勉
福岡県										
井上 善レディースクリニック　福岡市中央区天神　TEL.092-406-5302	●	●	●	●	●	●	●	●	＊	●
アイブイエフ詠田クリニック　福岡市中央区天神　TEL.092-735-6655	●	●	●	●	●	●	＊	＊	●	●
古賀文敏ウイメンズクリニック　福岡市中央区天神　TEL.092-738-7711	●	●	●	●	●	●	●	＊	●	●
中央レディスクリニック　福岡市中央区天神　TEL.092-736-3355	●	●	●	●	●	●	●	＊	●	●
en婦人科クリニック　福岡市中央区谷　TEL.092-791-2533	●	●	●	●	●	●	●	＊	●	●
日浅レディースクリニック　福岡市中央区大名　TEL.092-726-6105	●	●	●	●	●	●	●	＊	●	●
浜の町病院　福岡市中央区長浜　TEL.092-721-0831	●	●	●	●	●	＊	●	●	●	＊
蔵本ウイメンズクリニック　福岡市博多区博多駅東　TEL.092-482-5558	●	●	●	●	●	●	●	＊	●	●
九州大学病院　福岡市東区馬出　TEL.092-641-1151	●	●	●	●	＊	●	●	●	●	＊
福岡山王病院　福岡市早良区百道浜　TEL.092-832-1100	●	●	●	●	＊	●	●	●	●	＊
婦人科永田おさむクリニック　糟屋郡粕屋町　TEL.092-938-2209	●	●	＊	＊	●	●	●	＊	＊	＊
福岡東医療センター　古賀市千鳥　TEL.092-943-2331	●	●	●	●	＊	●	●	●	●	＊
久留米大学病院　久留米市旭町　TEL.0942-35-3311	●	●	＊	●	＊	●	●	●	●	＊
いでウィメンズクリニック　久留米市天神町　TEL.0942-33-1114	●	●	●	●	＊	＊	●	＊	＊	＊
高木病院　大川市酒見　TEL.0944-87-8822	●	●	●	●	●	●	●	●	●	●
メディカルキューブ平井外科産婦人科　大牟田市明治町　TEL.0944-54-3228	●	●	●	●	●	●	●	＊	●	＊
佐賀県										
谷口眼科婦人科　佐賀市武雄町　TEL.0954-23-3170	●	●	●	●	＊	●	●	＊	●	＊
おおくま産婦人科　佐賀市高木瀬西　TEL.0952-31-6117	●	●	●	●	＊	●	●	＊	●	●
長崎県										
岡本ウーマンズクリニック　長崎市江戸町　TEL.095-820-2864	●	●	●	●	●	●	＊	＊	＊	●
長崎大学病院　長崎市坂本　TEL.095-819-7200	●	●	●	●	●	●	●	●	●	＊
みやむら女性のクリニック　長崎市川口町　TEL.095-849-5507	●	●	＊	●	●	●	●	●	●	＊
熊本県										
福田病院　熊本市中央区新町　TEL.096-322-2995	●	●	●	●	●	●	●	●	●	＊
熊本大学医学部附属病院　熊本市中央区本荘　TEL.096-344-2111	●	●	●	●	●	●	●	＊	●	＊
ソフィアレディースクリニック水道町　熊本市中央区水道町　TEL.096-322-2996	●	●	●	●	●	●	●	＊	●	●
森川レディースクリニック　熊本市中央区水前寺　TEL.096-381-4115	●	●	＊	●	●	●	●	＊	●	＊

		人	体	顕	凍	男	♥	漢	腹	精	勉
熊本県	**ART 女性クリニック** 熊本市東区神水本町　TEL. 096-360-3670	●	●	●	●	●	●	●	●	●	●
	伊井産婦人科病院 熊本市中央区大江本町　TEL. 096-364-4003	●	●	●	●	●	●	●	●	●	*
	片岡レディスクリニック 八代市本町　TEL. 0965-32-2344	●	●	●	●	●	●	●	*	●	●
大分県	**セント・ルカ産婦人科** 大分市東大道　TEL. 097-547-1234	●	●	●	●	●	●	*	●	●	●
	大川産婦人科・高砂 大分市高砂町　TEL. 097-532-1135	●	●	●	●	●	●	●	*	*	●
	大分大学医学部附属病院 由布市挟間町　TEL. 097-586-6920	●	●	●	●	●	●	●	●	●	*
宮崎県	**古賀総合病院** 宮崎市池内町　TEL. 0985-39-8888	●	●	●	●	●	●	●	●	●	*
	ゆげレディスクリニック 宮崎市橘通東　TEL. 0985-77-8288	●	●	●	●	●	●	●	●	●	●
	ＡＲＴレディスクリニックやまうち 宮崎市高千穂通　TEL. 0985-32-0511	●	●	●	●	●	●	●	●	●	*
	渡辺産婦人科 日向市大字平岩　TEL. 0982-57-1011	●	●	●	●	●	●	●	*	●	●
	野田産婦人科医院 都城市蔵原　TEL. 0986-24-8553	●	●	●	●	●	●	●	*	●	●
	丸田病院 都城市八幡町　TEL. 0986-23-7060	●	●	●	●	*	●	●	●	●	*
鹿児島県	**徳永産婦人科** 鹿児島市田上　TEL. 099-202-0007	●	●	●	●	●	●	●	*	●	●
	あかつき ART クリニック 鹿児島市中央町　TEL. 099-296-8177	●	●	●	●	●	●	●	*	●	●
	鹿児島大学病院　女性診療センター 鹿児島市桜ケ丘　TEL. 099-275-5111	●	●	●	●	●	●	●	●	●	*
	レディースクリニックあいいく 鹿児島市小松原　TEL. 099-260-8878	●	●	●	●	●	●	●	●	●	*
	松田ウイメンズクリニック 不妊生殖医療センター 鹿児島市山之口町　TEL. 099-224-4124	●	●	●	●	●	●	●	*	●	●
	フィオーレ第一病院 姶良市加治木町本町　TEL. 0995-63-2158	●	●	*	●	*	●	●	*	*	*
	竹内レディースクリニック附設高度生殖医療センター 姶良市東餅田　TEL. 0995-65-2296	●	●	●	●	●	●	●	●	●	●
沖縄県	**ウイメンズクリニック糸数** 那覇市泊　TEL. 098-869-8395	●	●	●	●	●	●	●	●	●	●
	友愛医療センター 豊見城市字与根　TEL. 098-850-3811	●	●	●	●	●	●	●	●	●	●
	空の森クリニック 島尻郡八重瀬町　TEL. 098-998-0011	●	●	●	●	●	●	●	●	●	●
	うえむら病院　リプロ・センター 中頭郡中城村南上原　TEL. 098-895-3535	●	●	●	●	●	●	●	*	●	●
	琉球大学医学部附属病院 中頭郡西原町　TEL. 098-895-3331	●	●	●	●	●	●	●	●	●	●
	やびく産婦人科・小児科 中頭郡北谷町　TEL. 098-936-6789	●	●	*	●	*	●	●	*	*	*

全国体外受精実施施設

完全ガイドブック

2021

体外受精を考えているみなさまへ
全国体外受精実施施設完全ガイドブック 2021

発行日／ 2021 年 10 月 30 日
発行人／谷高哲也
制　作／不妊治療情報センター・funin.info
発行所／株式会社 シオン　　電話 03- 3397- 5877
　　　　〒 167-0042　東京都杉並区西荻北 2-3-9 グランピア西荻窪 6 F
発売所／丸善出版株式会社　　電話 03- 3512- 3256
　　　　〒 101-0051　東京都千代田区神田神保町 2-17 神田神保町ビル 6 F
印　刷／シナノ印刷株式会社

ISBN978-4-903598-79-6　 C5077